TNM – Klassifikation maligner Tumoren

Herausgegeben von
Christian Wittekind

Beachten Sie bitte auch weitere interessante Titel zu diesem Thema

Wittekind, C., Asamura, H., Sobin, L. H. (Hrsg.)

TNM Atlas

2015
ISBN: 978-3-527-33612-8

Wittekind, C. (Hrsg.)

TNM-Supplement
Erläuterungen zur einheitlichen Anwendung

2012
ISBN: 978-3-527-33508-4

TNM – Klassifikation maligner Tumoren

*Herausgegeben von
Christian Wittekind*

Achte Auflage

Korrigierter Nachdruck 2020 mit allen
Ergänzungen der UICC aus den Jahren
2017 bis 2019

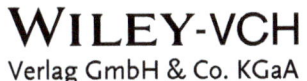

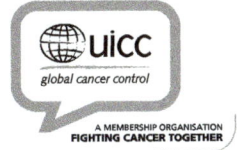

Herausgeber

Prof. Dr. Christian Wittekind
Universitätsklinikum Leipzig
Institut für Pathologie
Liebigstr. 26
04103 Leipzig
Deutschland

This Work is a co-publication between the UICC and John Wiley & Sons, Ltd.

Titel der englischen Ausgabe:
J.D. Brierley, M.K. Gospodarowicz, Ch. Wittekind (eds.): TNM Classification of Malignant Tumours, 8th Edition

Copyright © 2017 by John Wiley & Sons. All rights reserved.

Achte Auflage 2017
korrigierter Nachdruck 2020 mit allen Ergänzungen der UICC aus den Jahren 2017 bis 2019

Alle Bücher von Wiley-VCH werden sorgfältig erarbeitet. Dennoch übernehmen Autoren, Herausgeber und Verlag in keinem Fall, einschließlich des vorliegenden Werkes, für die Richtigkeit von Angaben, Hinweisen und Ratschlägen sowie für eventuelle Druckfehler irgendeine Haftung.

Bibliografische Information der Deutschen Nationalbibliothek
Die Deutsche Nationalbibliothek verzeichnet diese Publikation in der Deutschen Nationalbibliografie; detaillierte bibliografische Daten sind im Internet über http://dnb.d-nb.de abrufbar.

© 2020 WILEY-VCH Verlag GmbH & Co. KGaA, Boschstr. 12, 69469 Weinheim, Germany

Alle Rechte, insbesondere die der Übersetzung in andere Sprachen, vorbehalten. Kein Teil dieses Buches darf ohne schriftliche Genehmigung des Verlages in irgendeiner Form – durch Photokopie, Mikroverfilmung oder irgendein anderes Verfahren – reproduziert oder in eine von Maschinen, insbesondere von Datenverarbeitungsmaschinen, verwendbare Sprache übertragen oder übersetzt werden. Die Wiedergabe von Warenbezeichnungen, Handelsnamen oder sonstigen Kennzeichen in diesem Buch berechtigt nicht zu der Annahme, dass diese von jedermann frei benutzt werden dürfen. Vielmehr kann es sich auch dann um eingetragene Warenzeichen oder sonstige gesetzlich geschützte Kennzeichen handeln, wenn sie nicht eigens als solche markiert sind.

Umschlaggestaltung Wiley
Satz le-tex publishing services GmbH, Leipzig, Deutschland
Druck und Bindung

Print ISBN 978-3-527-34772-8
ePDF ISBN 978-3-527-82735-0
ePub ISBN 978-3-527-82736-7

Gedruckt auf säurefreiem Papier.

Die sind weise zu nennen, die Dinge in die rechte Ordnung bringen

Thomas von Aquin,
Summa contra gentiles, Buch 1, Kapitel 1

Die 8. Auflage ist dem Pathologen Dr. Leslie H. Sobin gewidmet, dem langjährigen Vorsitzenden des „TNM Prognostic Factor Committee" der UICC. Les, wie er von Kollegen in aller Welt genannt wird, hat sich in seinen verschiedenen Tätigkeiten ganz wesentlich damit beschäftigt, internationale und einheitliche Krankheits-Klassifikationen speziell von Krebserkrankungen und insbesondere dem „cancer staging" voranzubringen.

Dieses ist die erste Auflage seit der Publikation der 4. Auflage im Jahr 1987, die nicht von seinem direkten Einfluss profitiert hat. Seine anregenden Gedanken lassen sich in dieser achten Auflage immer wieder erkennen, besonders in den Forderungen nach Evidenz und in den Bemühungen um eine Harmonisierung mit den Schriften des AJCC.

Inhaltsverzeichnis

Vorwort *XI*

Danksagungen *XV*

Nationale Komitees und internationale Organisationen *XVII*

Mitglieder der TNM-Komitees der UICC *XIX*

Herausgeber der einzelnen Abschnitte *XXI*

Einleitung *1*

Kopf- und Halstumoren 25
Mundhöhle 27
Pharynx 32
Larynx 44
Nasenhöhle und Nasennebenhöhlen 50
Unbekannter Primärtumor mit Metastasen der Halslymphknoten 55
Malignes Melanom des oberen Aerodigestivtraktes 62
Große Speicheldrüsen 64
Schilddrüse 69

Tumoren des Verdauungstraktes 75
Ösophagus einschließlich ösophagogastraler Übergang 77
Magen 85
Dünndarm 90
Appendix 93
Kolon und Rektum 97
Analkanal und perianale Haut 103
Leber 107
Intrahepatische Gallengänge 111

Gallenblase und Ductus cysticus *114*
Perihiläre Gallengänge *117*
Distale extrahepatische Gallengänge *120*
Ampulla Vateri *123*
Pankreas *126*
Gut differenzierte neuroendokrine Tumoren des Gastrointestinaltraktes *130*

Lungen-, Pleura- und Thymustumoren *141*
Lunge *142*
Pleuramesotheliom *151*
Thymustumoren *154*

Knochen- und Weichteiltumoren *157*
Knochen *158*
Weichteile *163*
Gastrointestinaler Stroma Tumor (GIST) *167*

Hauttumoren *173*
Karzinom der Haut *175*
Hautkarzinom des Kopf-Hals-Bereiches *179*
Karzinom der Haut des Augenlids *183*
Malignes Melanom der Haut *186*
Merkelzellkarzinom der Haut *191*

Mammatumoren *195*

Gynäkologische Tumoren *207*
Vulva *209*
Vagina *213*
Cervix uteri *216*
Uterus – Endometrium *222*
Uterussarkome (Leiomyosarkom, Endometriales Stromasarkom, Adenosarkom) *227*
Ovar, Tube und primäres Peritonealkarzinom *231*
Trophoblastäre Schwangerschaftstumoren *237*

Urologische Tumoren *241*
Penis *242*
Prostata *245*
Hoden *249*
Niere *254*
Nierenbecken und Harnleiter *257*
Harnblase *259*
Harnröhre *264*

Nebennierenrindentumoren *267*

Augentumoren *271*
Karzinom der Konjunktiva *272*
Malignes Melanom der Konjunktiva *274*
Malignes Melanom der Uvea *278*
Retinoblastom *284*
Orbitasarkom *289*
Karzinom der Tränendrüsen *291*

Hodgkin-Lymphom *293*

Non-Hodgkin-Lymphome *297*

Essentielles TNM *299*

Kindertumoren *305*

Vorwort

In der 8. Auflage der TNM-Klassifikation maligner Tumoren blieben die meisten Tumoren gegenüber der 7. Auflage [1] unverändert. Einige Tumorentitäten und anatomische Lokalisationen wurden neu eingeführt, bei anderen wurden Modifikationen vorgenommen. Damit wurde der Basisphilosophie gefolgt, die Klassifikationen über einen längeren Zeitraum stabil zu halten.

Die Modifikationen und Ergänzungen basieren auf neuen Daten zur Prognose und neuen Methoden zur Bestimmung der Prognose [2]. Einige der Veränderungen wurden bereits im TNM Supplement [3] als Vorschläge publiziert. Unterstützende Daten rechtfertigen ihre Aufnahme in die 8. Auflage. Neue Vorschläge für Tumoren der Nebenschilddrüse und von Paragangliomen werden in der nächsten Auflage des TNM-Supplement veröffentlicht werden.

In der 7. Auflage wurde eine neue Vorgehensweise eingeführt, um die Stadiengruppierungen von den prognostischen Gruppierungen abzugrenzen, wobei in Letzteren neben den T-, N- und M-Kategorien auch andere Prognosefaktoren berücksichtigt wurden. Diese neuen prognostischen Gruppen wurden für Tumoren des Ösophagus und der Prostata vorgestellt. Die Bezeichnung „Stadium" wird in der 8. Auflage für Situationen gebraucht, in denen nur Beschreibungen der anatomischen Ausbreitung verwendet werden und der Terminus „Prognostische Gruppeneinteilung" wenn zusätzliche Prognosefaktoren mit einbezogen werden.

Inhaltliche Änderungen der vorliegenden 8. Auflage gegenüber der 7. Auflage sind durch eine Linie am linken Rand des Textes gekennzeichnet. Gleiches gilt für neue Klassifikationen von bisher nicht klassifizierten Tumoren. Um Verwechslungen zu vermeiden, werden die TNM-Nutzer dringend aufgefordert, die Auflage (Erscheinungsjahr) der TNM-Klassifikation, die sie verwendet haben, im Literaturverzeichnis anzugeben.

Eine TNM-Homepage im Internet mit häufig gestellten Fragen (Frequently Asked Questions (FAQs)) und ein Formblatt um Fragen einzureichen oder Kommentare abzugeben sind zu finden unter: www.uicc.org.

Das UICC TNM Prognostic Factors Project hat ein Verfahren institutionalisiert, um Vorschläge zur Verbesserung der TNM-Klassifikation zu evaluieren. Das Verfahren zielt auf eine kontinuierliche, systematische Verbesserung hin und besteht aus zwei Armen:

1. Verfahren zur Bearbeitung formaler Vorschläge von TNM-interessierten Forschern;
2. Periodische Literatursuche nach Artikeln, die Verbesserungen der TNM-Klassifikation zum Inhalt haben.

Die Vorschläge der Autoren und die Ergebnisse der Literatursuche werden durch ein Expertenpanel der UICC und durch die Mitglieder des TNM Prognostic Factors Project Committee ausgewertet [5]. Die nationalen TNM-Komitees einschließlich des American Joint Committee on Cancer (AJCC) beteiligen sich an diesem Prozess. Detaillierte Angaben und eine Checkliste, die die Formulierung von Vorschlägen erleichtern soll, kann über die Webseite: www.uicc.org bezogen werden.[1]

Literatur

1 International Union Against Cancer (UICC): TNM Classification of Malignant Tumours. 7th ed. Sobin LH, Gospodarowicz MK, Wittekind Ch., eds., New York, Wiley; 2009.
2 International Union Against Cancer (UICC): Prognostic Factors in Cancer. 3rd ed. Gospodarowicz MK, O'Sullivan B, Sobin LH, eds., New York: Wiley; 2006.
3 International Union Against Cancer (UICC): TNM Supplement. A commentary on uniform use. 4th ed. Wittekind Ch, Compton CC, Brierley J, Sobin LH, eds. Oxford: Wiley Blackwell Publications, 2012.

1) Union for International Cancer Control (UICC)
   31-33 Avenue Giuseppe Motta
   1202 Geneva, Switzerland
   Fax ++41 22 8091810.

4 American Joint Committee on Cancer (AJCC) Cancer Staging Manual 8th ed., Amin MB, Edge SB, Greene FL *et al.* (eds.) New York: Springer, 2017.
5 Webber C, Gospodarowicz MK, Sobin LH *et al.* Improving the TNM Classification: findings from a 10 year continuous literature review. Int. J. Cancer 2014; 135: 371–378.

Danksagungen

Die Herausgeber danken für die große Unterstützung, die sie von den Mitgliedern der TNM Prognostic Factors Core Group und den National Staging Committees, den Global Representatives und den internationalen Organisationen, die auf den Seiten XVII und XVIII aufgeführt sind, erhalten haben.
Wir danken Frau Professor Patti Groome und Frau Colleen Webber für die Durchführung der Literaturauswertung von Beginn an bis 2015 und 2016.
Die 8. Auflage der *TNM-Klassifikation maligner Tumoren* ist nicht zuletzt das Ergebnis zahlreicher Treffen, die von den Sekretariaten der UICC und des AJCC organisiert wurden.
Diese Publikation wurde durch eine finanzielle Unterstützung des Center for Disease Control and Prevention (CDC) (grants 1U58DP001818 and 1U58DP004965) ganz wesentlich gefördert. Die Autoren sind verantwortlich für den Inhalt der Publikation, die nicht notwendigerweise die offizielle Ansicht des CDC repräsentiert.
Dem Verlag Wiley-VCH (Weinheim) und seinen Mitarbeitern danken wir für die redaktionelle Betreuung und die gediegene Ausstattung.

Anmerkung des Übersetzers

Mein besonderer Dank gilt wieder Herrn Professor Dr. med. Dr. h.c. Paul Hermanek für die konstruktive und unermüdliche Unterstützung auch bei der Neubearbeitung dieser 8. Auflage.

Nationale Komitees und internationale Organisationen

Mit dem TNM-System assoziierte Organisationen

CDC	Centers for Disease Control and Prevention (USA)
FIGO	International Federation of Gynaecology and Obstetrics
IACR	International Association of Cancer Registries
IARC	International Agency for Research on Cancer
IASLC	International Association for the Study of Lung Cancer
ICCR	International Collaboration on Cancer Reporting
WHO	World Health Organization

Nationale Komitees

Australien und Neuseeland:	National TNM Committee
Österreich, Deutschland, Schweiz:	Deutschsprachiges TNM-Komitee
Belgien:	National TNM Committee
Brasilien:	National TNM Committee
Kanada:	National Staging Advisory Committee
China:	National TNM Cancer Staging Committee of China
Dänemark:	National TNM Committee
Golf-Staaten:	TNM Committee
Indien:	National TNM Committee
Israel:	National Cancer Staging Committee
Italien:	Italian Prognostic Systems Project
Japan:	Japanese Joint Committee
Lateinamerika und Karibik:	Sociedad Latinoamericana y del Caribe de Oncología Médica
Niederlande:	National Staging Committee

Polen:	National Staging Committee
Singapur:	National Staging Committee
Spanien:	National Staging Committee
Südafrika:	National Staging Committee
Türkei:	Turkish National Cancer Staging Committee
Vereinigtes Königreich:	National Staging Committee
Vereinigte Staaten von Amerika:	American Joint Committee on Cancer

Mitglieder der TNM-Komitees der UICC

1950 bestellte die UICC ein *Committee on Tumour Nomenclature and Statistics*. 1954 wurde dieses Komitee in *Committee on Clinical Stage Classification and Applied Statistics* umbenannt. Seit 1966 nannte es sich *Committee on TNM Classification*. Unter Berücksichtigung neuer Prognosefaktoren wurde das Komitee 1994 in *TNM Prognostic Factors Project Committee* umbenannt und 2003 wurde dem Hauptkomitee der Namen *TNM Prognostic Factors Core Group* gegeben.

UICC TNM Prognostic Factors Core Group: 2016

Asamura, H.	Japan
Brierley, J.D.	Kanada
Compton, C.C.	USA
Gospodarowicz, M.K.	Kanada
Lee, Anne	China
Mason, M.	Vereinigtes Königreich
O'Sullivan, B.	Kanada
Van Eycken, E.	Belgien
Wittekind, Ch.	Deutschland

Herausgeber der einzelnen Abschnitte

Allgemeine Regeln	J.D. Brierley, M.K. Gospodarowicz, B. O'Sullivan, Ch. Wittekind
Kopf- und Hals	B. O'Sullivan
Schilddrüse	J.D. Brierley
Oberer Gastrointestinaltrakt	Ch. Wittekind
Unterer Gastrointestinaltrakt	J.D. Brierley
Hepatobiläres System	Ch. Wittekind
Lunge, Pleura und Thymus	H. Asamura
Knochen und Weichteile	B. O'Sullivan
Haut	Anne Lee, J.D. Brierley, B. O'Sullivan
Mamma	E. van Eycken
Gynäkologische Tumoren	Lynette Denny
Urologische Tumoren	M.K. Gospodarowicz, M. Mason
Augentumoren	Ch. Wittekind
Maligne Lymphome	M.K. Gospodarowicz
Essentielles TNM	J.D. Brierley, B. O'Sullivan
Kindertumoren	S. Gupta, J. Brierley
AJCC Liaison	M.B. Amin

Zusätzlich möchten die Herausgeber den nachfolgenden Personen für die wertvolle Unterstützung danken:

Kopf-Hals-Tumoren	UICC Berater-Komitee (siehe www.uicc.org)
Thymustumoren	F. Detterbeck
Plattenepithelkarzinome der Haut	C. Schmults, K. Nehal
Pädiatrische Tumoren	L. Frazier, J. Aitken
Essentielles TNM	F. Brey, M. Parkin, M. Pineros, K. Ward, M. Ervik, A. Znaor
Mitglieder der Expertengruppen	Siehe www.uicc.org

Einleitung

Geschichte des TNM-Systems

Das TNM-System zur Klassifikation der malignen Tumoren wurde von P. Denoix (Frankreich) in den Jahren 1943–1952 entwickelt [1].
1950 bestellte die UICC ein *Committee on Tumour Nomenclature and Statistics*. Dieses Komitee griff für die Klassifikation der klinischen Stadien die vom Subkomitee der WHO zur Registrierung von Krebserkrankungen und ihrer statistischen Erfassung [2] vorgeschlagenen allgemeinen Definitionen der lokalen Ausdehnung maligner Tumoren auf.
1958 veröffentlichte das Komitee seine ersten Empfehlungen für die klinische Stadieneinteilung des Brust- und Larynxkrebses und für die Darstellung der Behandlungsergebnisse [3]. Eine zweite Veröffentlichung im Jahr 1959 enthielt revidierte Vorschläge für die Klassifikation des Brustkrebses, deren klinische Anwendung und die Auswertung einer 5-Jahres-Periode (1960–1964) [4].
1968 wurden vorausgegangene Broschüren in einem Taschenbuch, dem „Livre de Poche" [5], zusammengefasst. Ein Jahr später erschien ein Ergänzungsband mit Empfehlungen für die Durchführung von Feldstudien, für die Darstellung von Endergebnissen sowie für die Bestimmung von Überlebensraten [6]. Das „Livre de Poche" wurde nach und nach in 11 Sprachen übersetzt. 1974 und 1978 erschienen die 2. und 3. Auflage [7, 8] mit Klassifikationen neuer anatomischer Bezirke und Verbesserungen früher veröffentlichter Klassifikationen. Die 4. Auflage der TNM-Klassifikation wurde 1987 veröffentlicht [9].
1993 veröffentlichte das TNM Committee das „TNM Supplement" [10]. Der Zweck dieses Buches war, die einheitliche Anwendung von TNM durch die Veröffentlichung von detaillierten Erklärungen mit praktischen Beispielen zu fördern. Eine 2. Auflage erschien 2001 [11], die 3. Auflage 2003 [12] und die 4. Auflage 2012 [13].
Das Komitee veröffentlichte auch den TNM-Atlas als illustrierten Leitfaden für die Klassifikation maligner Tumoren. Die 6. Auflage wurde 2014

publiziert und entsprach in ihrem Inhalt der 7. Auflage der TNM-Klassifikation maligner Tumoren [14].

1995 veröffentlichte das TNM Committee das Buch „Prognostic Factors in Cancer" [15], eine Zusammenstellung und Diskussion von anatomischen und nichtanatomischen Prognosefaktoren bei Krebserkrankungen verschiedener Lokalisation. Eine 2. Auflage erschien 2001 [16] die 3. Auflage im Jahr 2006 [17].

Die vorliegende 8. Auflage enthält Regeln für die Klassifikation und das Staging, die im Wesentlichen denen der 8. Auflage des *AJCC Cancer Staging Manual (2016)* [18] entsprechen. Wiewohl UICC und AJCC identische Klassifikationen haben möchten, gibt es kleinere Unterschiede, die als Anmerkungen gekennzeichnet sind. Wo immer möglich basiert die Klassifikation der UICC auf publizierten Evidenz-basierten Empfehlungen.

Der Aufbau und die Weiterentwicklung eines allgemein anerkannten Klassifikationssystems konnten nur auf der Basis engster Zusammenarbeit aller nationalen und internationalen Komitees gelingen. Nur so ist eine einheitliche Sprache aller Onkologen beim Vergleich ihres klinischen Krankengutes und bei der Bewertung ihrer Behandlungsresultate zu erreichen. Während die Klassifikationen generell auf publizierter Evidenz basieren, sind sie in Abschnitten ohne sehr gute Evidenz auf einem internationalen Konsensus aufgebaut. Nach wie vor bemüht sich die UICC um eine allgemeine Zustimmung zur Klassifikation der anatomischen Ausbreitung der Erkrankung.

Genauere Angaben zur Geschichte sind auf der UICC-Website verfügbar: www.uicc.org

Prinzipien des TNM-Systems

Aus der Erfahrung, dass die Überlebensraten bei lokalisierten Krebserkrankungen höher liegen als bei Ausbreitung über das Ursprungsorgan hinaus, entwickelte sich die Praxis, Krebspatienten nach sog. Stadien in verschiedene Gruppen zu unterteilen. Diese Gruppen wurden häufig als „Früh-" bzw. „Spätfälle" bezeichnet, wobei eine stetige Progression während des Krankheitsverlaufes angenommen wurde. Dabei kann das Stadium der Erkrankung zum Zeitpunkt der Diagnosestellung nicht nur die Wachstumsrate und die Ausdehnung der Geschwulst, sondern auch die Art des Tumors und die Tumor-Wirt-Beziehung widerspiegeln.

Es ist wichtig, für jede Lokalisation exakte Angaben über die Tumorausbreitung zu registrieren, um folgende Ziele zu erreichen:

1. dem Kliniker bei der Behandlungsplanung zu helfen,
2. Hinweise auf die Prognose zu geben,
3. zur Auswertung der Behandlungsergebnisse beizutragen,
4. den Informationsaustausch zwischen Behandlungszentren zu erleichtern,
5. zur kontinuierlichen Erforschung der menschlichen Krebserkrankungen beitragen und
6. Bemühungen zur Kontrolle von Krebserkrankungen zu unterstützen.

Die Bestimmung der anatomischen Ausbreitung (Cancer staging) ist sowohl für die Forschung betreffend die Betreuung der Patienten als auch zur Kontrolle von Krebserkrankungen sehr wichtig. Aktivititäten zur Beherrschung der Krebserkrankungen schließen neben direkten die Patienten-Betreuung betreffenden Bemühungen auch die Entwicklung und Implementierung von klinischen Handlungs-orientierten Leitlinien mit ein. Dazu kommen zentralisierte Aktivitäten wie Feststellung der Tumorausbreitung in Krebsregistern zum Zwecke der Überwachung. Diese verschiedenen Komponenten erleichtern die Auswertung von Erkrankungen in einer bestimmten Population. Die Feststellung der Stadien ist sehr wichtig für die Auswertung klinischer Handlungs-orientierter Leitlinien und Krebsprogramme. Um die Langzeitverläufe in Populationen auswerten zu können, ist es wichtig, dass Klassifikationen stabil bleiben. Dabei kann es zu Konflikten kommen, dadurch dass eine Klassifikation als relevant erkannt und klinisch angewandt wird und damit gebräuchliches medizinisches Wissen unterstützt, während andererseits eine Klassifikation beibehalten wird und damit die Durchführung langfristiger (longitudinaler) Studien unterstützt. Die UICC unterstützt beide Ziele. Eine internationale Verständigung über die Klassifikation von Krebserkrankungen nach ihrer anatomischen Ausbreitung bietet eine Methode an, klinische Erfahrungen Anderen in eindeutiger Weise zur Verfügung zu stellen.

Es gibt viele Grundlagen oder Achsen einer Klassifikation, z. B. der anatomische Sitz sowie die klinische und pathologische Ausbreitung der Erkrankung, die anamnestische Dauer der Beschwerden oder Symptome, Geschlecht und Alter der Patienten, der histologische Typ und Differenzierungsgrad. Alle diese Parameter haben einen Einfluss auf den weiteren Verlauf der Erkrankung. Das TNM-System behandelt in erster Linie die Klassifikation nach anatomischen Ausbreitung der Erkrankungen.

Der Kliniker hat vordringlich die Prognose zu beurteilen und eine Entscheidung hinsichtlich der wirkungsvollsten Behandlung zu treffen. Diese Beurteilung und diese Entscheidung erfordern – unter anderem – eine objektive Bestimmung der anatomischen Ausbreitung der Erkrankung.

Um die genannten Anforderungen zu erfüllen, benötigen wir ein Klassifikationssystem, das

1. in seinen grundlegenden Prinzipien ungeachtet der Behandlung auf alle anatomischen Bezirke anwendbar ist und
2. spätere Ergänzungen durch Informationen, die erst durch histopathologische Untersuchung und/oder chirurgische Eingriffe erhältlich sind, zulässt.

Das TNM-System entspricht diesen Erfordernissen.

Allgemeine Regeln des TNM-Systems („General Rules")

Das TNM-System zur Beschreibung der anatomischen Ausbreitung der Erkrankung beruht auf der Feststellung der 3 Komponenten:

T   Ausbreitung des Primärtumors
N   Fehlen oder Vorhandensein und Ausbreitung von regionären Lymphknotenmetastasen
M   Fehlen oder Vorhandensein von Fernmetastasen

Durch Hinzufügen von Ziffern zu diesen 3 Komponenten wird die Ausbreitung der malignen Erkrankung angezeigt:

T0, T1, T2, T3, T4   N0, N1, N2, N3   M0, M1

Im Grunde ist das System eine „Kurzschrift" zur Beschreibung der Ausdehnung eines bestimmten malignen Tumors.

Grundregeln, die sich auf alle anatomischen Bezirke anwenden lassen

1. Alle Fälle sollen mikroskopisch bestätigt sein. Alle nicht auf diese Weise verifizierten Fälle müssen gesondert aufgeführt werden.
2. Für jede Lokalisation werden 2 Klassifikationen beschrieben:
   a) *Klinische Klassifikation:* die prätherapeutische klinische Klassifikation, bezeichnet als **TNM** (oder **cTNM**), ist wichtig für die Auswahl und Bewertung der Therapie. Sie basiert auf vor der Behandlung erhobenen Befunden. Solche ergeben sich aufgrund von klinischer Untersuchung, bildgebenden Verfahren, Endoskopie, Biopsie, chirurgischer Exploration und anderen relevanten Untersuchungen.
   b) *Pathologische Klassifikation:* die postoperative histopathologische Klassifikation, als **pTNM** bezeichnet, wird für die Indikation zur adjuvanten Therapie verwendet und liefert zusätzliche Daten um die Prognose abzuschätzen und Endergebnisse zu berechnen. Bei dieser Klassifikation wird der vor der Behandlung festgestellte Befund ergänzt oder abgeändert durch Erkenntnisse, die beim chirurgischen Eingriff und durch die pathologische Untersuchung gewonnen werden.
   Die pathologische Beurteilung des Primärtumors (pT) erfordert eine Resektion des Primärtumors oder Biopsien, die zur Bestimmung der höchsten pT-Kategorie adäquat sind.
   Die pathologische Beurteilung der regionären Lymphknoten (pN) erfordert die Entfernung von Lymphknoten in einem Ausmaß, das die Aussage über das Fehlen regionärer Lymphkno-

tenmetastasen (pN0) verlässlich macht und andererseits zur Bestimmung der höchsten pN-Kategorie ausreicht.
Eine Exzisionsbiopsie eines Lymphknotens ohne pathologische Untersuchung des Primärtumors ist nicht ausreichend, um die pN-Kategorie vollständig festzulegen und entspricht deswegen einer klinischen Klassifikation.
Die pathologische Feststellung von Fernmetastasen (pM) erfordert die mikroskopische Untersuchung.

3. Nach der Festlegung von T-, N- und M- und/oder pT-, pN- und pM-Kategorien können diese zu Stadien gruppiert werden. TNM-Klassifikation und Stadien müssen, einmal festgesetzt, in den medizinischen Aufzeichnungen unverändert bleiben.

   Klinische und pathologische Parameter können kombiniert werden, wenn nur unvollständige Informationen hinsichtlich der klinischen oder der pathologischen Klassifikation vorliegen.

4. Bestehen im Einzelfall Zweifel bezüglich der korrekten Zuordnung zu der T-, N- und M-Kategorie, soll die niedrigere, d. h. weniger fortgeschrittene Kategorie gewählt werden. Dies soll auch bei der Festlegung der Stadien berücksichtigt werden.

5. Im Falle multipler simultaner Tumoren in einem Organ soll der Tumor mit der höchsten T-Kategorie klassifiziert und die Multiplizität oder die Anzahl der Tumoren in Klammern angegeben werden, z. B. T2(m) oder T2(5). Bei simultanen bilateralen Krebsen paariger Organe soll jeder Tumor für sich klassifiziert werden. Bei Tumoren der Leber, des Ovars und des Eileiters ist die Multiplizität ein Kriterium der T-Klassifikation. Bei Tumoren der Lunge kann die Multiplizität sowohl in der T- als auch in der M-Klassifikation berücksichtigt werden.

6. Definitionen der TNM-Klassifikation und der Stadiengruppierungen können für klinische oder wissenschaftliche Zwecke erweitert („teleskopisch ramifiziert") werden, solange die vorgegebenen Definitionen nicht geändert werden. So kann jedes T, N oder M in Untergruppen, z. B. T2a, T2b und T2c, unterteilt werden.

Für weitere Details zur Klassifikation werden die Leser auf das TNM-Supplement verwiesen.
Ein Lernmodul ist auf der Website der UICC verfügbar: www.uicc.org

Anatomische Regionen und Bezirke

Die Lokalisationen werden in dieser Klassifikation nach den Code-Nummern der Internationalen Klassifikation der Krankheiten für die Onkologie [19]. Die Beschreibung jeder Region bzw. jedes Bezirkes gliedert sich in folgende Abschnitte.

- Regeln zur Klassifikation mit den Verfahren für die Bestimmung der T-, N- und M-Kategorien
- Anatomische Bezirke bzw. Unterbezirke, falls erforderlich
- Definition der regionären Lymphknoten
- TNM: klinische Klassifikation
- pTNM: pathologische Klassifikation
- G: histopathologisches Grading, sofern es sich von dem unten genannten (siehe Seite 12) unterscheidet
- Stadien und prognostische Gruppen
- Prognosefaktoren-Gitter

TNM: Klinische Klassifikation

Folgende allgemeine Definitionen werden stets angewendet:

T – Primärtumor

TX	Primärtumor kann nicht beurteilt werden
T0	Kein Anhalt für Primärtumor
Tis	Carcinoma in situ
T1–T4	Zunehmende Größe und/oder lokale Ausdehnung des Primärtumors

N – Regionäre Lymphknoten

NX	Regionäre Lymphknoten können nicht beurteilt werden
N0	Keine regionären Lymphknotenmetastasen
N1–N3	Zunehmender Befall regionärer Lymphknoten

M – Fernmetastasen*

M0 Keine Fernmetastasen
M1 Fernmetastasen

Anmerkung

*Die Kategorie MX wird als unzureichend angesehen, da für die Bestimmung der klinischen M-Klassifikation die klinische Untersuchung ausreichend ist (Die Verwendung von MX kann zum Ausschluss vom Staging führen).

Die Kategorie M1 kann wie folgt spezifiziert werden:

Lunge	PUL (C34)	Knochenmark	MAR (C42.1)
Knochen	OSS (C40, 41)	Pleura	PLE (C38.4)
Leber	HEP (C22)	Peritoneum	PER (C48.1, 2)
Hirn	BRA (C71)	Nebenniere	ADR (C74)
Lymphknoten	LYM (C77)	Haut	SKI (C44)
Andere Organe	(OTH)		

Unterteilung von TNM

Manche Hauptkategorien sind dort, wo eine größere Spezifität benötigt wird, weiter unterteilt (z. B. T1a, T1b oder N2a, N2b).

pTNM: Pathologische Klassifikation

Folgende allgemeine Definitionen werden stets angewendet:

pT – Primärtumor

pTX   Primärtumor kann histologisch nicht beurteilt werden
pT0   Kein histologischer Anhalt für Primärtumor
pTis   Carcinoma in situ

pT1–pT4   Zunehmende Größe und/oder lokale Ausdehnung des Primärtumors bei histologischer Untersuchung

pN – Regionäre Lymphknoten

pNX   Regionäre Lymphknoten können histologisch nicht beurteilt werden
pN0   Histologisch keine Lymphknotenmetastasen
pN1–pN3   Zunehmender Befall regionärer Lymphknoten bei histologischer Untersuchung

Anmerkungen

1. Direkte Ausbreitung des Primärtumors in Lymphknoten wird als Lymphknotenmetastase klassifiziert.
2. „Tumour deposits" (Satelliten) sind makroskopisch oder mikroskopische Nester oder Knötchen im Lymphabflussgebiet eines Primärtumors ohne histologisch erkennbare Residuen eines Lymphknotens. Sie können einer diskontinuierlichen Ausbreitung, einer Veneninvasion (V1, V2) oder komplett metastatisch durchsetzten regionären Lymphknoten entsprechen. Wenn ein derartiges Tumorknötchen durch den Pathologen als komplett metastatisch durchsetzter Lymphknoten angesehen wird (im Allgemeinen mit glatter Kontur), soll es als positiver Lymphknoten dokumentiert werden. In diesem Fall ist in der definitiven pN-Klassifikation jedes derartige Tumorknötchen als eigener befallener Lymphknoten zu zählen.
3. Metastasen in anderen als nichtregionären Lymphknoten sind als Fernmetastasen zu klassifizieren.
4. Wenn die Größe ein Kriterium der pN-Klassifikation ist, wird die Größe der Metastase(n) gemessen und nicht die Größe des Lymphknotens.
5. Fälle, bei denen nur Mikrometastasen vorliegen, d. h. Metastasen, die 0,2 cm oder kleiner sind, können durch den Zusatz (mi) kenntlich gemacht werden, z. B. pN1(mi).

pN0   Wenn die untersuchten Lymphknoten tumorfrei sind, aber die Zahl der üblicherweise untersuchten Lymphknoten nicht erreicht wird, soll pN0 klassifiziert werden und in Klammern die Zahl der untersuchten Lymphknoten hinzugefügt werden.

Anmerkung der Übersetzer
Die Angabe der Zahl der untersuchten Lymphknoten ist in der englischen Fassung nicht vorgesehen, wird aber in der organspezifischen Tumordokumentation [20–22] empfohlen.

Schildwächterlymphknoten („Sentinel Lymph Node")

Der Schildwächterlymphknoten ist der erste Lymphknoten, der die abfließende Lymphe des Primärtumors aufnimmt. Wenn er Metastasen enthält, ist dies ein Hinweis, dass andere (nachgeschaltete) Lymphknoten ebenfalls Metastasen enthalten. Wenn er keine Metastasen enthält, ist es wenig wahrscheinlich, dass andere (nachgeschaltete) Lymphknoten Metastasen enthalten. Gelegentlich kann mehr als ein Schildwächterlymphknoten vorkommen.

Folgende Bezeichnungen sind anwendbar, wenn eine Klassifikation des Schildwächterlymphknotens angestrebt wird:

(p)NX(sn)   Schildwächterlymphknoten kann histologisch nicht beurteilt werden
(p)N0(sn)   Histologisch keine Lymphknotenmetastasen in Schildwächterlymphknoten
(p)N1(sn)   Befall des (der) Schildwächterlymphknoten

Isolierte Tumorzellen

Unter isolierten Tumorzellen (ITC) versteht man einzelne Tumorzellen oder kleine Kluster von Zellen, die nicht größer als 0,2 mm im Durchmesser sind und die üblicherweise durch immunhistochemische oder molekularbiologische Methoden entdeckt werden, aber auch mit der HE-Färbung nachgewiesen werden können [23]. Als zusätzliches Kriterium wurde vorgeschlagen, auch Kluster von weniger als 200 Tumorzellen in einem einzelnen histologischen Querschnitt einzubeziehen. Isolierte Tumorzellen zeigen typischerweise nicht Eigenschaften von Metastasen (z. B. Proliferation oder eine Stromareaktion) und keine Penetration von Blut- und Lymphgefäßwänden. Fälle mit isolierten Tumorzellen in regionären Lymphknoten oder in nicht regionärer Lokalisation sollen als N0 oder M0 klassifiziert werden. Diese Regel gilt auch für Fälle mit Befunden, die darauf hinweisen, dass Tumorzellen oder Komponenten von ihnen, die durch nicht-morphologische Techniken wie Durchflusszytometrie oder DNA-Analyse nachgewiesen werden konnten, vorhanden sind. Ausnahmen stellen ITC in regionären Lymphknoten von malignen Melanomen der Haut und von Merkelzellkarzinomen dar, die als N1 zu klassifizieren sind.

Diese Fälle sollten gesondert ausgewertet werden [23].

Folgende Klassifikation sollte angewendet werden:

(p)N0	Histologisch keine Lymphknotenmetastasen, keine Untersuchung zum Nachweis isolierter Tumorzellen
(p)N0(i–)	Histologisch keine Lymphknotenmetastasen, kein morphologischer Nachweis von isolierten Tumorzellen
(p)N0(i+)	Histologisch keine Lymphknotenmetastasen, morphologischer Nachweis von isolierten Tumorzellen
(p)N0(mol–)	Histologisch keine Lymphknotenmetastasen, kein nichtmorphologischer Nachweis von isolierten Tumorzellen
(p)N0(mol+)	Histologisch keine Lymphknotenmetastasen, nichtmorphologischer Nachweis von isolierten Tumorzellen

Fälle, bei denen Schildwächterlymphknoten auf das Vorhandensein von ITC untersucht wurden, können wie folgt klassifiziert werden:

(p)N0(sn)	Histologisch keine Lymphknotenmetastasen, keine Untersuchung zum Nachweis isolierter Tumorzellen
(p)N0(i–)(sn)	Histologisch keine Lymphknotenmetastasen, kein morphologischer Nachweis von isolierten Tumorzellen

(p)N0(i+)	Histologisch keine Lymphknotenmetastasen, morphologischer Nachweis von isolierten Tumorzellen
(p)N0(mol−)(sn)	Histologisch keine Lymphknotenmetastasen, kein nichtmorphologischer Nachweis von isolierten Tumorzellen
(p)N0(mol+)(sn)	Histologisch keine Lymphknotenmetastasen, nichtmorphologischer Nachweis von isolierten Tumorzellen

pM – Fernmetastasen

pM1 Fernmetastasen mikroskopisch bestätigt

Anmerkung

pM0 und pMX sind keine anwendbaren Kategorien.

Die Kategorie pM1 kann in gleicher Weise wie M1 weiter spezifiziert werden (siehe Seite 12).
Der Nachweis isolierter Tumorzellen mit morphologischen Techniken, z. B. im Knochenmark, wird analog wie bei N klassifiziert, z. B. M0(i+). Für nichtmorphologische Techniken soll „mol" als Addendum zu M0 hinzugefügt werden, z. B. M0(mol+).

Histopathologisches Grading

Bei den meisten anatomischen Lokalisationen kann eine weitere Information über den Primärtumor unter folgender Rubrik festgehalten werden:

G – Histopathologisches Grading

GX	Differenzierungsgrad kann nicht bestimmt werden
G1	Gut differenziert
G2	Mäßig differenziert
G3	Schlecht differenziert
G4	Undifferenziert

Anmerkung

Grad 3 und 4 können in manchen Fällen zu „G3–4" („Schlecht differenziert/Undifferenziert") zusammengefasst werden.
Spezielle Gradingsysteme werden für Tumoren der Mamma, des Endometrium und der Prostata empfohlen.

Anmerkung der Übersetzer

Im Dokumentationssystem der Arbeitsgemeinschaft Deutscher Tumorzentren [20] ist in Übereinstimmung mit der Internationalen Histologischen Klassifikation der WHO auch die Zusammenfassung von G1 und G2 zu „low grade" und von G3 und G4 zu „high grade" vorgesehen. Eine solche Unterteilung wurde auch in einer 2. und 3. Auflage der Online-Versionen beibehalten [21, 22].

Zusätzliche Kennzeichen

Zur Kennzeichnung von speziellen Fällen in der TNM- oder pTNM-Klassifikation werden die Symbole m, y, r, und a benutzt. Diese Kennzeichen beeinflussen die Stadiengruppierung nicht; sie zeigen aber Fälle an, die eine gesonderte Analyse erfordern.

m-Symbol

Das Suffix „m", in Klammern gesetzt, wird benutzt, um multiple Primärtumoren in einem anatomischen Bezirk anzuzeigen (Näheres s. „Allgemeine Regel Nr. 5", S. 6).

y-Symbol

Wenn die Klassifikation während oder nach initialer multimodaler Therapie erfolgt, werden die TNM- oder pTNM-Kategorien durch das Präfix „y" gekennzeichnet (z. B. yT2N1M0 oder ypT2pN2pM0). Das ycTNM oder ypTNM kennzeichnet die Ausdehnung des Tumors, die tatsächlich während des Zeitpunktes der Untersuchung nachweisbar ist. Die Zusatzbezeichnung „y" soll nicht dazu dienen, die mögliche Ausdehnung eines Tumors vor einer multimodalen Therapie abzuschätzen.

r-Symbol

Rezidivtumoren nach krankheitsfreiem Intervall werden durch das Präfix „r" gekennzeichnet (z. B. rT2N0M0 oder rpT3pN1pMX).

a-Symbol

Das Symbol „a" kennzeichnet Fälle, bei denen die Klassifikation erst anlässlich einer Autopsie erfolgte.

Fakultative Deskriptoren

L – Lymphgefäßinvasion

LX	Lymphgefäßinvasion kann nicht beurteilt werden
L0	Keine Lymphgefäßinvasion
L1	Lymphgefäßinvasion

V – Veneninvasion

VX	Veneninvasion kann nicht beurteilt werden
V0	Keine Veneninvasion
V1	Mikroskopische Veneninvasion
V2	Makroskopische Veneninvasion

Anmerkung
Makroskopischer Befall der Wand einer Vene (ohne Tumor im Lumen) wird als V2 klassifiziert.

Pn – Perineurale Invasion

PnX Perineurale Invasion kann nicht beurteilt werden
Pn0 Keine perineurale Invasion
Pn1 Perineurale Invasion

Residualtumor- (R-)Klassifikation

Das Fehlen oder Vorhandensein von Residualtumor (Resttumor) nach Behandlung wird durch die R-Klassifikation beschrieben[1]. Detailliertere Angaben sind im TNM-Supplement nachzulesen (siehe Vorwort und Fußnote 3).
TNM und pTNM beschreiben die anatomische Ausbreitung des Tumors ohne Berücksichtigung der Behandlung. Sie können ergänzt werden durch die R-Klassifikation, die den Tumorstatus nach Behandlung erfasst. Sie spiegelt die Effekte der Therapie wider, beeinflusst das weitere therapeutische Vorgehen und liefert die zuverlässigsten Voraussagen zur Prognose.
Die Definitionen der R-Klassifikation sind:

RX Vorhandensein von Residualtumor kann nicht beurteilt werden
R0 Kein Residualtumor
R1 Mikroskopischer Residualtumor
R2 Makroskopischer Residualtumor

Anmerkung

Einige gehen davon aus, dass die R-Klassifikation nur in Bezug auf den Primärtumor und seine lokale bzw. regionäre Ausbreitung angewendet werden kann. Andere haben die R-Klassifikation breiter angewendet und Fernmetastasen eingeschlossen. Die jeweilige Verwendungsweise sollte angegeben werden, wenn die R-Klassifikation verwendet wird.

Anmerkung der Übersetzer

[1] Die R-Klassifikation ist aus historischen Gründen nicht obligater Bestandteil der TNM-Klassifikation. Aufgrund ihrer prognostischen Bedeutung ist sie aber, insbesondere nach chirurgischer Therapie, un-

erlässlich und daher auch im Dokumentationssystem der ADT und der Deutschen Krebsgesellschaft als essenzieller Bestandteil der Tumorklassifikation neben der Erfassung der anatomischen Tumorausbreitung durch die TNM-Kategorien zwingend vorgesehen [21, 22].
Im Hinblick auf die prognostische Bedeutung der R-Klassifikation sollte stets die Fernmetastasierung mit eingeschlossen werden.

Stadien und prognostische Gruppeneinteilung

Das TNM-System wird verwendet, um die anatomische Ausbreitung eines Tumors zu beschreiben und dokumentieren. Um die Ergebnisse zu tabellieren und zu analysieren, ist es hilfreich, die Kategorien in eine überschaubare Anzahl von (p)TNM-Stadien zusammenzufassen.
Das Carcinoma in situ wird als Stadium 0, Fälle, die auf das Ursprungsorgan beschränkt sind als Stadien I oder II, ausgedehnte lokale Ausbreitung, besonders in die Lymphknoten als Stadium III und solche mit Fernmetastasen als Stadium IV bezeichnet. Das Stadium in der so definierten Form soll so gut wie möglich sicherstellen, dass jede Gruppe in sich in Bezug auf die Überlebensrate mehr oder weniger homogen ist, und dass sich für die jeweilige Krebslokalisation die Überlebensraten in den verschiedenen Gruppen unterscheiden.
Wenn bei der pathologischen Stadiengruppierung genügend Gewebe entfernt worden ist, um die jeweils höchste T/pT- und N/pN-Kategorie festzulegen, kann ein M1 entweder klinisch (cM1) oder pathologisch (pM1) festgelegt werden. Falls jedoch nur eine einzige Fernmetastase mikroskopisch gesichert wurde, entspricht dies einer pathologischen Klassifikation (pM1) und ermöglicht die Feststellung pathologischer Stadien.
Obwohl die anatomische Ausbreitung eines Tumors in ihrer Beschreibung durch das TNM-System ein sehr wichtiger Indikator der Prognose von Krebserkrankungen ist, wurde festgestellt, dass viele andere Faktoren wichtig sind, um die Prognose vorauszusagen. In dieser achten Auflage neu werden HPV-assoziierte Karzinome anders klassifiziert als nicht-HPV-assoziierte Karzinome. Einige Faktoren wurden mit dem TNM-System in der Bildung prognostischer Gruppen kombiniert: un-

terschiedliche histologische Typen des Schilddrüsenkarzinome erfahren werden unterschiedlichen Stadien zugeordnet. Auch die Ätiologie von Krebserkrankungen spielt für die Stadien eine Rolle, z. B. bei HPV-assoziierten Karzinomen.

In dieser Auflage wird der Begriff „Stadium" für die Definition der anatomischen Ausbreitung verwendet während der Begriff „prognostische Gruppenbildung" für Klassifikationen angewendet wird, die andere Prognosefaktoren mit einbeziehen (PSA und Grad-Gruppe bei Prostatakarzinomen, βhCG und Reaktion auf eine Therapie bei trophoblastären Schwangerschaftstumoren). Historisch wurden das Alter bei Schilddrüsentumoren und das Grading bei Weichteilsarkomen in die Stadien mit einbezogen und dabei der Begriff „Stadium" beibehalten.

Klassifikation der Prognosefaktoren

Prognosefaktoren können in ihrer Zugehörigkeit folgendermaßen klassifiziert werden:

- **Anatomische Ausbreitung der Erkrankung:** beschreibt die Ausbreitung einer Erkrankung zum Zeitpunkt der Diagnose. Klassischerweise geschieht das durch das TNM-System, es können aber auch Tumormarker berücksichtigt werden, die die Tumorlast widerspiegeln, z. B. PSA bei Prostatakarzinomen und CEA bei kolorektalen Karzinomen.
- **Tumorprofil:** Dieses schließt pathologische, z. B. Grad, oder molekulare Eigenschaften eines Tumors mit ein, aber auch die Bestimmung von Genexpressionsprofilen, die das biologische Verhalten vorgeben sollen und sich wie nachfolgend einteilen lassen:
  - Prädiktive Faktoren
  - Prognostische Faktoren
  - Begleitdiagnostik-Marker
- **Patientenprofil:** Hier sind Begriffe eingeschlossen, die Bezug zum „Wirt" einer Krebserkrankung haben. Dazu zählen demographische Faktoren wie Alter und Geschlecht oder erworbene Faktoren wie ein Immundefizienzsyndrom oder der Allgemeinzustand.

- **Umwelt:** Dazu zählen Begriffe wie „Behandlungsbezogen" und Ausbildung (Expertise, Zugang, Altersdiskriminierung und Zugang zur medizinischen Versorgung) und Qualitätsmanagement.

Bei der Beschreibung von Prognosefaktoren ist es wichtig festzustellen, für was die Faktoren geeignet sind und in zu welchem Zeitpunkt des Verlaufs einer Tumorerkrankung eines Patienten. Die anatomische Ausbreitung, die mit dem TNM-System beschrieben wird, beschreibt üblicherweise die Prognose betreffend das Überleben.

In der 2. Auflage des UICC-Buches „Prognostic Factors in Cancer" wurden für jeden Tumor sogenannte Prognosefaktoren-Gitter entwickelt, in denen Prognosefaktoren danach eingeteilt wurden, ob sie als essentiell, zusätzlich oder als neu und vielversprechend betrachtet wurden [16]. Die Inhalte dieser Gitter wurden für die 3. Auflage auf den neuesten Stand gebracht [17] und auch in die 9. Auflage des UICC-Manual of Clinical Oncology eingebracht [24].

„Essentielle Faktoren" sind solche, die zusätzlich zur anatomischen Ausbreitung für die Festlegung einer Therapie benötigt werden wie in publizierten Leitlinien festgelegt. Die nachfolgende Tabelle ist ein Beispiel eines Prognosefaktoren-Gitters. Die „Gitter" stammen aus der 9. Auflage des UICC-Manual of Clinical Oncology [24] und werden in dieser achten Auflage nachgedruckt. Für einige weniger häufige Tumoren sind keine Prognosefaktoren-Gitter vorhanden.

Beispiele für das UICC-Prognosefaktoren-Gitter*

Prognosefaktor	Tumor-bezogen	Wirt-bezogen	Umwelt-bezogen
Essentiell*	Anatomische Ausbreitung Histologischer Typ	Alter	Verfügbarkeit oder Zugang zu einer Strahlentherapie
Zusätzlich	Tumormasse Tumormarker Programmierter-Zelltod-Rezeptor und seine Liganden	Ethnie Geschlecht Herzfunktion	Expertise in der Behandlung in bestimmten Bereichen (z. B. Chirurgie, Strahlentherapie, etc.)
Neu und vielversprechend	Epidermaler Wachstumsfaktorrezeptor Genexpressionsprofile	Keimbahnmutation-p53	Zugang zu Informationen

Anmerkung
*Die essentiellen Prognosefaktoren als wichtige Parameter für Therapieentscheidungen stammen aus bekannten und zugänglichen klinischen Leitlinien.

Essentielles TNM

Stagingdaten sind sehr wichtig für eine globale Krebsdatensammlung um die Krebshäufigkeit zu bestimmen. Die Daten liefern Informationen über die Stadienverteilung der wichtigen Krebsarten und zur Inzidenz und Krebssterblichkeit [25]. Zentrale Krebsregister in Ländern mit geringem oder mittlerem Einkommen haben häufig zu wenige Informationen um Daten für die TNM-Stadien zu vervollständigen, entweder weil die notwendigen Untersuchungen nicht durchgeführt werden können oder weil erhobene Informationen nicht dokumentiert werden können. Angesichts dieser Tatsache hat die TNM Prognostic Core Group zusammen mit der International Agency for Research in Cancer (IARC) und dem National Cancer Institute der USA ein sogenanntes essentielles TNM entwickelt. Dieses kann für die Sammlung von Stagingdaten verwendet werden, wenn die kompletten Informationen nicht vorhanden sind. Essentielle TNM-Schemen wurden für Mammakarzinome, Zervixkarzinome, Kolonkarzinome und Prostatakarzinome entwickelt. Sie wurden für die achte Auflage auf den neuesten Stand gebracht und werden in diesem Buch gezeigt, sind aber auch zum Runterladen unter www.uicc.org. abrufbar.

Kindertumoren

Unmittelbar vorausgegangene Ausgaben der TNM-Klassifikationen maligner Tumoren beinhalteten keine Klassifikationen von Kindertumoren. Diese Entscheidung resultierte aus dem Mangel an international akzeptierten und standardisierten Staging-System für viele bösartige Kindertumoren. Es wird eine Übereinkunft betreffend das Cancer-Staging benötigt, um die Sammlung von Stagingdaten durch Bevölkerungsbasierte Krebsregister zu ermöglichen.

Diese Erkenntnis war Anlass eines Konsensusmeeting im Jahre 2014 und führte zu einer Veröffentlichung von Empfehlungen für das Staging von bösartigen Kindertumoren zum Zwecke der Gewinnung von Bevölkerungsbezogenen Daten [26]. Diese achte Auflage ist seit der 4. Auflage die erste, welche einen Abschnitt betreffend das Staging einiger bösartiger Kindertumoren enthält. Die veröffentlichten Klassifikationen sollen aber nicht die von den Klinikern bisher verwendeten Klassifikationen ersetzen, sondern die Sammlung von Daten in Bevölkerungsbezogenen Krebsregistern erleichtern.

Einleitung | 21

Verwandte Klassifikationen

Seit 1958 hat sich die Weltgesundheitsorganisation (WHO) mit einem Programm zur Erarbeitung international akzeptabler Kriterien für die histologische Tumordiagnostik beschäftigt. Daraus entwickelte sich eine *International Histological Classification of Tumours*, die in einer illustrierten 25bändigen Serie die Definitionen der Tumortypen und die vorgeschlagene Nomenklatur enthält. Eine neue Serie, *WHO Classification of Tumours – Pathology and Genetics of Tumours*, setzt diese Bemühungen fort. (Informationen zu den Klassifikationen lassen sich bei www.iarc.fr finden.)

Die *WHO International Classification of Diseases for Oncology (ICD-O)* [19] wurde als Code-System für Topographie und Morphologie sowie das Verhalten (z. B. maligne, benigne) von Neoplasmen entwickelt. Diese kodierte Nomenklatur ist identisch mit dem Tumormorphologieteil in der *Systematized Nomenclature of Medicine* (SNOMED) [27].

Im Interesse der Förderung der nationalen und internationalen Zusammenarbeit in der Krebsforschung und vor allem, um die Kooperation bei klinischen Forschungen zu erleichtern, wird empfohlen, die *WHO Classification of Tumours* zur Klassifikation und Definition der Tumortypen und den ICD-O-Code entsprechend dem Tumorhistologieschlüssel für die Datenverarbeitung zu verwenden.

Literatur

1. Denoix, PF: Nomenclature des cancer. Bull Inst Nat Hyg (Paris) 1944:69–73; 1945:82–84; 1950:81–84; 1952:743–748.
2. World Health Organization Technical Report Series, number 53, July 1952, pp. 47–48.
3. International Union Against Cancer (UICC): Committee on Clinical Stage Classification and Applied Statistics: Clinical stage classification and presentation of results, malignant tumours of the breast and larynx. Paris; 1958.
4. International Union Against Cancer (UICC): Committee on Stage Classification and Applied Statistics: Clinical stage classification and presentation of results, malignant tumours of the breast. Paris; 1959.

5 International Union Against Cancer (UICC): TNM Classification of malignant tumours. Geneva; 1968.
6 International Union Against Cancer (UICC): TNM General Rules. Geneva; 1969.
7 International Union Against Cancer (UICC): TNM Classification of malignant tumours. 2nd ed. Geneva; 1974.
8 International Union Against Cancer (UICC): TNM Classification of malignant tumours. 3rd ed. Harmer MH, ed. Geneva; 1978. Enlarged and revised 1982.
9 International Union Against Cancer (UICC): TNM Classification of malignant tumours. 4th ed. Hermanek P, Sobin LH, eds. Berlin, Heidelberg, New York: Springer Verlag; 1987. Revised 1992.
10 International Union Against Cancer (UICC): TNM Supplement 1993. A commentary on uniform use. Hermanek P, Henson DE, Hutter RVP, Sobin LH, eds., Berlin, Heidelberg, New York: Springer Verlag; 1993.
11 International Union Against Cancer (UICC): TNM Supplement. A commentary on uniform use. 2nd ed. Wittekind Ch, Henson DE, Hutter RVP, Sobin LH, eds., New York: Wiley; 2001.
12 International Union Against Cancer (UICC): TNM Supplement. A commentary on uniform use. 3rd ed. Wittekind Ch, Greene FL, Henson DE, Hutter RVP, Sobin LH, eds. New York: Wiley; 2003.
13 International Union Against Cancer (UICC): TNM Supplement. A commentary on uniform use. 4th ed. Wittekind Ch, Compton CC, Brierley JD, Sobin LH, eds. New York: Wiley; 2012.
14 International Union Against Cancer (UICC): TNM Atlas. Illustrated Guide to the TNM Classification of Malignant Tumours. Wittekind Ch, Asamura H, Sobin LH, eds. Oxford: Wiley-Blackwell, 2012.
15 International Union Against Cancer (UICC): Prognostic factors in cancer. Hermanek P, Gospodarowicz MK, Henson DE, Hutter RVP, Sobin LH, eds., Berlin, Heidelberg, New York: Springer Verlag; 1995.
16 International Union Against Cancer (UICC): Prognostic factors in cancer. 2nd ed. Gospodarowicz MK, Henson DE, Hutter RVP, O'Sullivan B, Sobin LH, Wittekind Ch, eds. New York: Wiley; 2001.
17 International Union Against Cancer (UICC): Prognostic factors in cancer. 3rd ed. Gospodarowicz MK, O'Sullivan B, Sobin LH, eds., New York: Wiley; 2003.
18 American Joint Committee on Cancer (AJCC) Cancer Staging Manual 8th ed., Amin MB, Edge SB, Greene FL *et al.* (eds.) New York: Springer, 2017.
19 Fritz A, Percy C, Jack A, Shanmugaratnam K, Sobin LH, Parkin DM, Whelan S (eds) WHO International Classification of Diseases for Oncology ICD-O, 3rd ed., WHO, Geneva 2000.

20 Wagner G, Hermanek P. Organspezifische Tumordokumentation – Prinzipien und Verschlüsselungsanweisungen für Klinik und Praxis. Arbeitsgemeinschaft Deutscher Tumorzentren (ADT) – Tumordokumentation in Klinik und Praxis, Bd 2. Springer, Berlin Heidelberg New York, 1995.
21 Wagner G, Hermanek P, Wittekind Ch, Sinn HP. Organspezifische Tumordokumentation – Prinzipien und Verschlüsselungsanweisungen für Klinik und Praxis. 2. Aufl. Online-Version: Deutsche Krebsgesellschaft, Frankfürt (Main). http://www.krebsgesellschaft.de, 2002.
22 Sinn HP, Hermanek P, Wagner G, Wittekind Ch. Organspezifische Tumordokumentation. 3. Aufl. Empfehlungen zu Dokumentationsinhalten für Studien. Internetfassung („ODT-3-Internet"). ADT/Deutsche Krebsgesellschaft. http://otd.uni-hd.de.2004ff.
23 Hermanek P, Hutter RVP, Sobin LH, Wittekind Ch. Classification of isolated tumor cells and micrometastasis. Cancer 1999;86:2668–2673.
24 Manual of Clinical Oncology, 9th ed. O'Sullivan B, Brierley J, D'Cruz A, Fey M, Pollock R, Vermorken J, Huang S. Wiley-Blackwell Oxford. 2015.
25 The World Health Organization „Cancer Control Knowledge into Action, Guide for Effective Programs" www.who.int/cancer/modules/en/ (accessed August 2016).
26 Gupta S, Aitken J, Bartels U, et al. Paediatric cancer stage in population-based cancer registries: the Toronto consensus principles and guidelines. *Lancet Oncology* 2016; 17:e163–e172.
27 SNOMED International: The systematized nomenclature of human and veterinary medicine, Northfield, III: College of American Pathologists, http://www.cap.org (accessed August 2016).

Kopf- und Halstumoren

Einführende Bemerkungen

Folgende anatomische Bezirke werden klassifiziert:

- Lippe, Mundhöhle
- Pharynx: Oropharynx (p16-negativ, p16-positiv), Nasopharynx, Hypopharynx
- Larynx: Supraglottis, Glottis, Subglottis
- Kieferhöhle
- Nasenhöhle, Siebbeinzellen
- Unbekannter Primärtumor mit zervikalen Lymphknotenmetastasen
- Malignes Melanom des oberen Aero-Digestiv-Traktes
- Große Speicheldrüse(n)
- Schilddrüse

Karzinome der kleinen Speicheldrüsen des oberen Aero-Digestiv-Traktes werden nach den Regeln für Tumoren klassifiziert, die von diesen Regionen ausgehen, z. B. Mundhöhle.

Jeder anatomische Bezirk wird nach folgendem Schema beschrieben

- Regeln zur Klassifikation mit den Verfahren für die Bestimmung der T-, N- und M-Kategorien. Zusätzliche Methoden zur Erhöhung der Genauigkeit der Bestimmung vor Behandlung können benutzt werden
- Anatomische Bezirke und Unterbezirke, falls erforderlich
- Definition der regionären Lymphknoten
- TNM: Klinische Klassifikation
- pTNM: Pathologische Klassifikation
- Stadien
- Prognosefaktoren-Gitter

TNM – Klassifikation maligner Tumoren, 8. Auflage. Herausgegeben von Ch. Wittekind.
© 2020 WILEY-VCH Verlag GmbH & Co. KGaA. Published 2020 by WILEY-VCH Verlag GmbH & Co. KGaA.

Regionäre Lymphknoten

Obwohl die Definitionen der cN- und pN-Kategorien verschieden sind, entsprechen sich die Definitionen der N- und pN-Kategorien für alle Kopf- und Halsbezirke, außer Nasopharynx, Schilddrüse und maligne Melanome des oberen Aerodigestivtrakes. In der Mittellinie gelegene Lymphknoten gelten als ipsilateral, außer bei der Schilddrüse.

Histopathologisches Grading

Die Definitionen der G-Kategorien gelten für alle Kopf- und Halslokalisationen, ausgenommen die Schilddrüse und das maligne Melanom der Schleimhäute.

G: Histopathologisches Grading

GX Differenzierungsgrad kann nicht bestimmt werden
G1 Gut differenziert
G2 Mäßig differenziert
G3 Schlecht differenziert
G4 Undifferenziert

Mundhöhle
(ICD-O-3 C02–C06)

Regeln zur Klassifikation

Die Klassifikation gilt nur für Karzinome des Lippenrots und für Karzinome der Mundhöhle einschließlich jener der kleinen Speicheldrüsen. Histologische Diagnosesicherung ist erforderlich.
Verfahren zur Bestimmung der T-, N- und M-Kategorien sind:

T-Kategorien: Klinische Untersuchung und bildgebende Verfahren
N-Kategorien: Klinische Untersuchung und bildgebende Verfahren
M-Kategorien: Klinische Untersuchung und bildgebende Verfahren

Anatomische Bezirke und Unterbezirke

Mundhöhle

1. Mundschleimhaut
   a) Schleimhaut der Ober- und Unterlippe (C00.3, 4)
   b) Wangenschleimhaut (C06.0)
   c) Retromolargegend (C06.2)
   d) Sulcus buccomandibularis und -maxillaris (C06.1)
2. Oberer Alveolarfortsatz und Gingiva (C03.0)
3. Unterer Alveolarfortsatz und Gingiva (C03.1)
4. Harter Gaumen (C05.0)
5. Zunge
   a) Zungenrücken und Zungenrand vor den Papillae vallatae (vordere 2/3) (C02.0, 1)
   b) Zungenunterseite (C02.2)
6. Mundboden (C04)

Regionäre Lymphknoten

Regionäre Lymphknoten sind die Halslymphknoten.

TNM: Klinische Klassifikation

T – Primärtumor

TX	Primärtumor kann nicht beurteilt werden
T0	Kein Anhalt für Primärtumor
Tis	Carcinoma in situ
T1	Tumor 2 cm oder weniger in größter Ausdehnung und 5 mm oder weniger maximale Invasionstiefe
T2	Tumor 2 cm oder weniger in größter Ausdehnung und mehr als 5 mm aber nicht mehr als 10 mm maximale Invasionstiefe
	Tumor mehr als 2 cm aber nicht mehr als 4 cm in größter Ausdehnung und nicht mehr als 10 mm maximale Invasionstiefe
T3	Tumor mehr als 4 cm in größter Ausdehnung *oder* maximale Invasionstiefe von mehr als 10 mm
T4a	Tumor infiltriert durch kortikalen Knochen der Maxilla oder Mandibula, oder infiltriert in Kieferhöhle oder Gesichtshaut
T4b	Tumor infiltriert Spatium masticatorium, Processus pterygoideus oder Schädelbasis oder umschließt die A. carotis interna

Anmerkung

Eine nur oberflächliche Erosion des Knochens oder eines Zahnfaches durch einen Primärtumor der Gingiva berechtigt nicht zur Einordnung eines Tumors als T4a.

N – Regionäre Lymphknoten

- NX Regionäre Lymphknoten können nicht beurteilt werden
- N0 Keine regionären Lymphknotenmetastasen
- N1 Metastase(n) in solitärem ipsilateralem Lymphknoten, 3 cm oder weniger in größter Ausdehnung ohne extranodale Ausbreitung
- N2 Metastase(n) wie nachfolgend beschrieben:
    - N2a Metastase(n) in solitärem ipsilateralem Lymphknoten, mehr als 3 cm, aber nicht mehr als 6 cm in größter Ausdehnung, ohne extranodale Ausbreitung
    - N2b Metastasen in multiplen ipsilateralen Lymphknoten, keiner mehr als 6 cm in größter Ausdehnung, ohne extranodale Ausbreitung
    - N2c Metastasen in bilateralen oder kontralateralen Lymphknoten, keiner mehr als 6 cm in größter Ausdehnung, ohne extranodale Ausbreitung
- N3a Metastase(n) in Lymphknoten, mehr als 6 cm in größter Ausdehnung, ohne extranodale Ausbreitung
- N3b Metastase(n) in einem einzelnen oder multiplen Lymphknoten, klinisch mit extranodaler Ausbreitung*

Anmerkung
*Das Vorhandensein einer Beteiligung (Invasion) der Haut oder der Weichteile oder klinische Zeichen einer Nervenbeteiligung wird als klinische extranodale Ausbreitung angesehen.
In der Mittellinie gelegene Lymphknoten gelten als ipsilateral.

M – Fernmetastasen

- M0 Keine Fernmetastasen
- M1 Fernmetastasen

pTNM: Pathologische Klassifikation

Die pT- und pN-Kategorien entsprechen den T- und N- Kategorien. Für pM siehe Seite 12.

pN0	Selektive Neck-Dissection und histologische Untersuchung üblicherweise von 6 oder mehr Lymphknoten oder radikale oder modifiziert-radikalen Neck-Dissection und histologische Untersuchung üblicherweise von 10 oder mehr Lymphknoten. Wenn die Größe ein Kriterium für die pN-Klassifikation ist, werden die Metastasen, nicht die Lymphknoten gemessen.

pNX Regionäre Lymphknoten können nicht beurteilt werden
pN0 Keine regionären Lymphknotenmetastasen
pN1 Metastase(n) in solitärem ipsilateralen Lymphknoten, 3 cm oder weniger in größter Ausdehnung ohne extranodale Ausbreitung
pN2 Metastase(n) wie nachfolgend beschrieben:
  pN2a Metastase(n) in solitärem ipsilateralen Lymphknoten, 3 cm oder weniger in größter Ausdehnung mit extranodaler Ausbreitung oder mehr als 3 cm aber nicht mehr als 6 cm in größter Ausdehnung, ohne extranodale Ausbreitung
  pN2b Metastasen in multiplen ipsilateralen Lymphknoten, keine mehr als 6 cm in größter Ausdehnung, ohne extranodale Ausbreitung
  pN2c Metastasen in bilateralen oder kontralateralen Lymphknoten, keiner mehr als 6 cm in größter Ausdehnung, ohne extranodale Ausbreitung
pN3a Metastase(n) in einem Lymphknoten, mehr als 6 cm in größter Ausdehnung, ohne extranodale Ausbreitung
pN3b Metastase(n) in einem Lymphknoten mehr als 3 cm in größter Ausdehnung mit extranodaler Ausbreitung oder in multiplen ipsilateralen, kontralateralen *oder* bilateralen Lymphknoten mit extranodaler Ausbreitung

Stadien – Mundhöhle

Stadium	T	N	M
Stadium 0	Tis	N0	M0
Stadium I	T1	N0	M0
Stadium II	T2	N0	M0
Stadium III	T3	N0	M0
	T1, T2, T3	N1	M0
Stadium IVA	T4a	N0, N1	M0
	T1, T2, T3, T4a	N2	M0
Stadium IVB	Jedes T	N3	M0
	T4b	Jedes N	M0
Stadium IVC	Jedes T	Jedes N	M1

Prognosefaktoren-Gitter für Tumoren der Mundhöhle

Prognosefaktoren	Tumor-bezogen	Wirt-bezogen	Umwelt-bezogen
Essentielle	T-Kategorie N-Kategorie Extranodale Ausbreitung (ECE) Chirurgische Schnittränder	Allgemeinzustand Suchtmittel (Tabak, Arecanuss, Alkohol)	Dosis der Radiotherapie/Chemotherapie
Zusätzliche	Tumorvolumen Hypoxie	Alter Komorbidität	Gesamte Behandlungszeit Intervall zwischen Chirurgischer Therapie bis zum Beginn der Strahlentherapie
Neu und vielversprechend	EGFR-Expression TP53-Mutation Bcl-2 ERCC1	Schluckaktbezogene Lebensqualität Gesamt-Lebensqualität	

Quelle: Manual of Clinical Oncology, 9th ed. O'Sullivan B, Brierley J, D'Cruz A, Fey M, Pollock R, Vermorken J, Huang S. Wiley-Blackwell Oxford. 2015.

Pharynx
(ICD-O-3 C01, C05.1, 2, C09, C10.0, 2, 3, 9, C11–13)

Regeln zur Klassifikation

Die Klassifikation gilt nur für Karzinome. Histologische Diagnosesicherung ist erforderlich.

> *Veränderungen gegenüber der 7. Auflage bei den Karzinomen des Nasopharynx und die Einführung einer eigenen Klassifikation für p16-positive Oropharynxkarzinome basieren auf Empfehlungen die nachfolgend zitiert sind [1, 2].*

Verfahren zur Bestimmung der T-, N- und M-Kategorien sind:

T-Kategorien:	Klinische Untersuchung, Endoskopie und bildgebende Verfahren
N-Kategorien:	Klinische Untersuchung und bildgebende Verfahren
M-Kategorien:	Klinische Untersuchung und bildgebende Verfahren

Anatomische Bezirke und Unterbezirke

***Oropharynx** (ICD-O-3 C01, C05.1, 2, C09.0,1,9, C10.0,2,3,9)*

1. Vorderwand (glossoepiglottische Region)
   a) Zungengrund (hinter den Papillae circumvallatae oder hinteres Drittel) (C01)
   b) Vallecula (C10.0)
2. Seitenwand (C10.2)
   a) Tonsillen (C09.9)
   b) Fossa tonsillaris (C09.0) und Gaumenbögen (C09.1)
   c) Glossotonsillarfurche (C09.1)
3. Hinterwand (C10.3)
4. Obere Wand
   a) Orale Oberfläche des weichen Gaumens (C05.1)
   b) Uvula (C05.2)

Nasopharynx (C11)

1. Dach und Hinterwand: beginnt auf Höhe des Übergangs zwischen hartem und weichem Gaumen und endet an der Schädelbasis (C11.0,1)
2. Seitenwand: schließt die Rosenmüller-Grube ein (C11.2)
3. Untere Wand: entsprechend der nasalen Fläche des weichen Gaumens (C11.3)

Anmerkung

Die Grenze der Choanalränder einschließlich des hinteren Septumrandes, wird zur Nasenhöhle gezählt.

Hypopharynx (C12, C13)

1. Pharyngoösophageale Grenze (Postkrikoidgegend) (C13.0): Erstreckt sich von der Höhe der Aryknorpel mit Verbindungsfalten bis zum Unterrand des Ringknorpels und bildet die Vorderwand des Hypopharynx
2. Sinus piriformis (C12.9): Erstreckt sich von der pharyngo-epiglottischen Falte bis zum oberen Ende des Ösophagus. Er wird seitlich vom Schildknorpel und medial von der hypopharyngealen Oberfläche der aryepiglottischen Falte (C13.1) sowie von Ary- und Ringknorpel begrenzt
3. Hypopharynxhinterwand (C13.2): Erstreckt sich zwischen der Höhe des oberen Randes des Zungenbeines (oder des Bodens der Vallecula) bis zur Höhe des Unterrandes des Ringknorpels und vom Apex eines Sinus piriformis zum anderen.

Regionäre Lymphknoten

Regionäre Lymphknoten sind die Halslymphknoten.

TNM: Klinische Klassifikation

T – Primärtumor

TX Primärtumor kann nicht beurteilt werden
T0 Kein Anhalt für Primärtumor
Tis Carcinoma in situ

Oropharynx

p16-negative Karzinome des Oropharynx, oder oropharyngeale Karzinome ohne Durchführung einer p16-Immunhistochemie

T1 Tumor 2 cm oder weniger in größter Ausdehnung
T2 Tumor mehr als 2 cm, aber nicht mehr als 4 cm in größter Ausdehnung
T3 Tumor mehr als 4 cm in größter Ausdehnung oder Ausbreitung zur lingualen Oberfläche der Epiglottis
T4a Tumor infiltriert eine der folgenden Nachbarstrukturen: Larynx, äußere Muskulatur der Zunge (M. genioglossus, M. hyoglossus, M. palatoglossus und M. styloglossus), Lamina medialis des Processus pterygoideus, harten Gaumen oder Unterkiefer*
T4b Tumor infiltriert Nachbarstrukturen wie M. pterygoideus lateralis, Lamina lateralis des Processus pterygoideus, Schädelbasis oder umschließt die A. carotis interna

Anmerkung

*Schleimhautausbreitung zur laryngealen Oberfläche der Epiglottis von Primärtumoren der Zungenbasis und Vallecula gilt nicht als Invasion des Larynx.

Oropharynx – p16-positive Karzinome

Tumoren mit einer immunhistochemisch nachgewiesenen p16-Überexpression.

T1 Tumor 2 cm oder weniger in größter Ausdehnung
T2 Tumor mehr als 2 cm, aber nicht mehr als 4 cm in größter Ausdehnung
T3 Tumor mehr als 4 cm in größter Ausdehnung oder Ausbreitung zur lingualen Oberfläche der Epiglottis

T4 Tumor infiltriert eine der folgenden Nachbarstrukturen: Larynx, äußere Muskulatur der Zunge (M. genioglossus, M. hyoglossus, M. palatoglossus und M. styloglossus), Lamina medialis des Processus pterygoideus, harten Gaumen oder Unterkiefer, M. pteryoideus lateralis, Lamina lateralis des Processus pterygoideus, lateralen Nasopharynx, Schädelbasis oder umschließt die A. carotis

Hypopharynx

T1 Tumor auf einen Unterbezirk des Hypopharynx begrenzt (siehe Seite 33) und/oder 2 cm oder weniger in größter Ausdehnung

T2 Tumor infiltriert mehr als einen Unterbezirk des Hypopharynx oder einen benachbarten Bezirk oder misst mehr als 2 cm, aber nicht mehr als 4 cm in größter Ausdehnung, *ohne* Fixation des Hemilarynx

T3 Tumor misst mehr als 4 cm in größter Ausdehnung oder Tumor *mit* Fixation des Hemilarynx oder Ausbreitung auf Ösophagusschleimhaut

T4a Tumor infiltriert eine der folgenden Nachbarstrukturen: Schild-/Ringknorpel, Zungenbein, Schilddrüse, Ösophagus, zentrale Weichteile des Halses[1]

T4b Tumor infiltriert prävertebrale Faszien, umschließt die A. carotis oder infiltriert Strukturen des Mediastinums

Anmerkung
[1] Die zentralen Weichteile des Halses schließen die gerade Halsmuskulatur und das subkutane Fett ein.

Nasopharynx

T1 Tumor auf den Nasopharynx begrenzt oder mit Ausbreitung auf den Oropharynx und/oder Nasenhöhle ohne parapharyngeale Invasion

T2 Tumor mit parapharyngealer Ausbreitung und/oder Invasion der medialen pterygoidalen, der lateralen pterygoidalen und/oder der prävertebralen Muskulatur

T3 Tumor infiltriert Knochenstrukturen der Schädelbasis oder Halswirbel, von Pterygoid-Strukturen und/oder Nasennebenhöhlen

| T4 | Tumor mit intrakranieller Ausbreitung und/oder Befall von Hirnnerv(en), Hypopharynx, Augenhöhle, Glandula parotis und/oder Invasion jenseits der lateralen Oberfläche der lateralen Musculi pterygoides |

N – Regionäre Lymphknoten
(p16-negative Oropharynxkarzinome und Hypopharynxkarzinome)

Klinische Klassifikation

NX	Regionäre Lymphknoten können nicht beurteilt werden
N0	Keine regionären Lymphknotenmetastasen
N1	Metastase(n) in solitärem ipsilateralem Lymphknoten, 3 cm oder weniger in größter Ausdehnung, ohne extranodale Ausbreitung
N2	Metastase(n) wie nachfolgend beschrieben:

    N2a Metastase(n) in solitärem ipsilateralem Lymphknoten, mehr als 3 cm, aber nicht mehr als 6 cm in größter Ausdehnung, ohne extranodale Ausbreitung

    N2b Metastasen in multiplen ipsilateralen Lymphknoten, keiner mehr als 6 cm in größter Ausdehnung, ohne extranodale Ausbreitung

    N2c Metastasen in bilateralen oder kontralateralen Lymphknoten, keiner mehr als 6 cm in größter Ausdehnung, ohne extranodale Ausbreitung

| N3a | Metastase(n) in einem Lymphknoten, mehr als 6 cm in größter Ausdehnung, ohne extranodale Ausbreitung |
| N3b | Metastase(n) in einem Lymphknoten mehr als 3 cm in größter Ausdehnung mit extranodaler Ausbreitung *oder* in multiplen ipsilateralen, kontralateralen oder bilateralen Lymphknoten mit extranodaler Ausbreitung |

Anmerkung

*Das Vorhandensein einer Beteiligung (Invasion) der Haut oder der Weichteile oder klinische Zeichen einer Nervenbeteiligung wird als klinische extranodale Ausbreitung angesehen.

In der Mittellinie gelegene Lymphknoten gelten als ipsilateral.

N – Regionäre Lymphknoten (p16-positive Oropharynxkarzinome)

Klinische Klassifikation

- NX Regionäre Lymphknoten können nicht beurteilt werden
- N0 Keine regionären Lymphknotenmetastasen
- N1 Metastase(n) in ipsilateralen Lymphknoten, 6 cm oder weniger in größter Ausdehnung
- N2 Metastasen in kontralateralen oder bilateralen Lymphknoten, 6 cm oder weniger in größter Ausdehnung
- N3 Metastasen in Lymphknoten, mehr als 6 cm in größter Ausdehnung

Anmerkung
In der Mittellinie gelegene Lymphknoten gelten als ipsilateral.

N – Regionäre Lymphknoten *(Nasopharynx)*

- NX Regionäre Lymphknoten können nicht beurteilt werden
- N0 Keine regionären Lymphknotenmetastasen
- N1 Unilaterale Metastase(n) in Halslymphknoten und/oder uni- oder bilaterale Metastase(n) in retropharyngealen Lymphknoten, 6 cm oder weniger in größter Ausdehnung, oberhalb der kaudalen Begrenzung des Krikoidknorpels
- N2 Metastase(n) in bilateralen Lymphknoten, 6 cm oder weniger in größter Ausdehnung, oberhalb der kaudalen Begrenzung des Krikoidknorpels
- N3 Metastase(n) in Lymphknoten, > 6 cm in größter Ausdehnung und/oder jenseits der kaudalen Begrenzung des Krikoidknorpels

Anmerkung
In der Mittellinie gelegene Lymphknoten gelten als ipsilateral.

M – Fernmetastasen

- M0 Keine Fernmetastasen
- M1 Fernmetastasen

pTNM: Pathologische Klassifikation

Die pT-Kategorien entsprechen den klinischen T-Kategorien. Für pM siehe Seite 12.

pN0 Selektive Neck-Dissection und histologische Untersuchung üblicherweise von 6 oder mehr Lymphknoten oder radikale oder modifiziert-radikale Neck-Dissection und histologische Untersuchung üblicherweise von 15 oder mehr Lymphknoten.

p16-negative Oro- und Hypopharynxkarzinome
pNX Regionäre Lymphknoten können nicht beurteilt werden
pN0 Keine regionären Lymphknotenmetastasen
pN1 Metastase(n) in solitärem ipsilateralen Lymphknoten, 3 cm oder weniger in größter Ausdehnung, ohne extranodale Ausbreitung
pN2 Metastase(n) wie nachfolgend beschrieben:
    pN2a Metastase(n) in solitärem ipsilateralen Lymphknoten, 3 cm oder weniger in größter Ausdehnung mit extranodaler Ausbreitung oder mehr als 3 cm aber nicht mehr als 6 cm in größter Ausdehnung, ohne extranodale Ausbreitung
    pN2b Metastasen in multiplen ipsilateralen Lymphknoten, keine mehr als 6 cm in größter Ausdehnung, ohne extranodale Ausbreitung
    pN2c Metastasen in bilateralen oder kontralateralen Lymphknoten, keiner mehr als 6 cm in größter Ausdehnung, ohne extranodale Ausbreitung
pN3a Metastase(n) in einem Lymphknoten, mehr als 6 cm in größter Ausdehnung, ohne extranodale Ausbreitung
pN3b Metastase(n) in einem Lymphknoten mehr als 3 cm in größter Ausdehnung mit extranodaler Ausbreitung oder in multiplen ipsilateralen, kontralateralen oder bilateralen Lymphknoten mit extranodaler Ausbreitung

p16-positive Oropharynxkarzinome

pNX Regionäre Lymphknoten können nicht beurteilt werden
pN0 Keine regionären Lymphknotenmetastasen
pN1 Metastase(n) in bis zu 4 Lymphknoten
pN2 Metastase(n) in 5 oder mehr Lymphknoten

Nasopharynx

Die pN-Kategorien entsprechen den N-Kategorien.

Stadien – p16-negative Oro- und Hypopharynxtumoren

Stadium 0	Tis	N0	M0
Stadium I	T1	N0	M0
Stadium II	T2	N0	M0
Stadium III	T3	N0	M0
	T1, T2, T3	N1	M0
Stadium IVA	T4a	N0, N1	M0
	T1, T2, T3, T4a	N2	M0
Stadium IVB	Jedes T	N3	M0
	T4b	Jedes N	M0
Stadium IVC	Jedes T	Jedes N	M1

Stadien – p16-positive Oropharynxtumoren

Klinisch

Stadium 0	Tis	N0	M0
Stadium I	T1, T2	N0, N1	M0
Stadium II	T1, T2	N2	M0
	T3	N0, N1, N2	M0
Stadium III	T1, T2, T3, T4	N3	M0
	T4	Jedes N	M0
Stadium IV	Jedes T	Jedes N	M1

Stadien – p16-positive Oropharynxtumoren

Pathologisch

Stadium 0	Tis	N0	M0
Stadium I	T1, T2	N0, N1	M0
Stadium II	T1, T2	N2	M0
	T3	N0, N1	M0
Stadium III	T3, T4	N2	M0
Stadium IV	Jedes T	Jedes N	M1

Stadien – Nasopharynx

Stadium 0	Tis	N0	M0
Stadium I	T1	N0	M0
Stadium II	T1	N1	M0
	T2	N0, N1	M0
Stadium III	T1, T2	N2	M0
	T3	N0, N1, N2	M0
Stadium IVA	T4	N0, N1, N2	M0
	Jedes T	N3	M0
Stadium IVB	Jedes T	Jedes N	M1

Prognosefaktoren-Gitter für Tumoren des Oropharynx

Prognosefaktoren	Tumor-bezogen	Wirt-bezogen	Umwelt-bezogen
Essentielle	HPV-Status T-Kategorie N-Kategorie	Rauchen (während der Radiotherapie) Allgemeinzustand	Qualität der behandelnden Institution (Qualität des Staging und Expertise in multidisziplinärer Behandlung)
Zusätzliche	Anzahl der Lymphknoten Level der Lymphknoten Tumorvolumen	Alter Komorbidität	Möglichkeit, die Standardbehandlung zu erhalten Bestrahlungsdosis Gesamtbehandlungszeit Qualität der Radiotherapie
Neu und vielversprechend	EGFR-Expression p53 Bcl-2 ERCC1	Lebensqualität	

Quelle: Manual of Clinical Oncology, 9th ed. O'Sullivan B, Brierley J, D'Cruz A, Fey M, Pollock R, Vermorken J, Huang S. Wiley-Blackwell Oxford. 2015.

Prognosefaktoren-Gitter für Tumoren des Nasopharynx

Prognosefaktoren	Tumor-bezogen	Wirt-bezogen	Umwelt-bezogen
Essentielle	Tumorstadien Histologischer Typ	Alter Allgemeinzustand Komorbidität Ethnischer Hintergrund	Möglichkeiten der Staging-Untersuchungen (MRI, CT-PET) Möglichkeiten einer qualitativ hochwertigen Radiotherapie Angemessener Zusatz einer Chemotherapie Expertise in Radiotherapie und Chemotherapie
Zusätzliche	EBV-DNA Makroskopisches Tumorvolumen Lokalisation der Metastasen	Anämie LDH	Optimierung der Radiotherapie-Dosis-Fraktionierung Optimierung der Chemotherapien-Sequenzen und -Medikamente
Neu und vielversprechend	Biomarker Gen-Signaturen		Fortschritte in diagnostischen und therapeutischen Technologien

Quelle: Manual of Clinical Oncology, 9th ed. O'Sullivan B, Brierley J, D'Cruz A, Fey M, Pollock R, Vermorken J, Huang S. Wiley-Blackwell Oxford. 2015.

Literatur

1. Pan JJ, Ng WT, Zong JF, *et al.* Proposal for the 8th edition of the AJCC/UICC staging system for nasopharyngeal cancer in the era of intensity-modulated radiotherapy. Cancer 2016; 122: 546–558
2. O'Sullivan B, Huang SH, Su J, *et al.* A Proposal for UICC/AJCC Pre-treatment TNM Staging for HPV-related Oropharyngeal Cancer by the International Collaboration on Oropharyngeal Cancer Network for Staging (ICON-S): A Comparative Multi-Centre Cohort Study. Lancet Oncol 2016; 17:440–451

Larynx
(ICD-O-3 C32.0, 1, 2, C10.1)

Regeln zur Klassifikation

Die Klassifikation gilt nur für Karzinome. Histologische Diagnosesicherung ist erforderlich.
Verfahren zur Bestimmung der T-, N- und M-Kategorien sind:

T-Kategorien: Klinische Untersuchung, Endoskopie und bildgebende Verfahren
N-Kategorien: Klinische Untersuchung und bildgebende Verfahren
M-Kategorien: Klinische Untersuchung und bildgebende Verfahren

Anatomische Bezirke und Unterbezirke

1. Supraglottis (C32.1)
   (i) Suprahyoidale Epiglottis – einschließlich freiem Epiglottisrand, lingualer (vorderer) (C10.1) und laryngealer Oberfläche
   (ii) Aryepiglottische Falte, laryngeale Oberfläche
   (iii) Arythenoidgegend

   } Epilarynx (einschließlich Grenzzone)

   (iv) Infrahyoidale Epiglottis
   (v) Taschenfalten

   } Supraglottis (ohne Epilarynx)

2. Glottis (C32.0)
   (i) Stimmlippen
   (ii) Vordere Kommissur
   (iii) Hintere Kommissur
3. Subglottis (C32.2)

Regionäre Lymphknoten

Die regionären Lymphknoten sind die Halslymphknoten.

TNM: Klinische Klassifikation

T – Primärtumor

TX Primärtumor kann nicht beurteilt werden
T0 Kein Anhalt für Primärtumor
Tis Carcinoma in situ

Supraglottis

T1 Tumor auf einen Unterbezirk der Supraglottis begrenzt, mit normaler Stimmlippenbeweglichkeit
T2 Tumor infiltriert Schleimhaut von mehr als einem benachbarten Unterbezirk der Supraglottis oder Glottis oder eines Areals außerhalb der Supraglottis (z. B. Schleimhaut von Zungengrund, Vallecula, mediale Wand des Sinus piriformis), ohne Fixation des Larynx
T3 Tumor auf den Larynx begrenzt, mit Stimmlippenfixation, und/oder Tumor mit Infiltration des Postkrikoidbezirks, des präepiglottischen Gewebes und/oder geringgradiger Erosion des Schildknorpels (innerer Kortex)
T4a Tumor infiltriert durch den Schildknorpel und/oder breitet sich außerhalb des Kehlkopfes aus, z. B. Trachea, Weichteile des Halses eingeschlossen äußere Muskulatur der Zunge (M. genioglossus, M. hyoglossus, M. palatoglossus und M. styloglossus), gerade Halsmuskulatur, Schilddrüse, Ösophagus
T4b Tumor infiltriert den Prävertebralraum, umschließt die A. carotis oder infiltriert mediastinale Strukturen

Glottis

T1 Tumor auf Stimmlippe(n) begrenzt (kann auch vordere oder hintere Kommissur befallen), mit normaler Beweglichkeit
T1a Tumor auf eine Stimmlippe begrenzt
T1b Tumorbefall beider Stimmlippen
T2 Tumor breitet sich auf Supraglottis und/oder Subglottis aus und/oder Tumor mit eingeschränkter Stimmlippenbeweglichkeit

T3 Tumor auf den Larynx begrenzt, mit Stimmlippenfixation und/oder Invasion und/oder der paraglottischen Räume mit geringgradiger Erosion des Schildknorpels (innerer Kortex)

T4a Tumor infiltriert durch den äußeren Kortex des Schildknorpel und/oder breitet sich außerhalb des Kehlkopfes aus, z. B. Trachea, Weichteile des Halses eingeschlossen äußere Muskulatur der Zunge (M. genioglossus, M. hyoglossus, M. palatoglossus und M. styloglossus), gerade Halsmuskulatur, Schilddrüse, Ösophagus

T4b Tumor infiltriert den Prävertebralraum, umschließt die A. carotis oder infiltriert mediastinale Strukturen

Subglottis

T1 Tumor auf die Subglottis begrenzt

T2 Tumor breitet sich auf eine oder beide Stimmlippen aus, mit normaler oder eingeschränkter Stimmlippenbeweglichkeit

T3 Tumor auf den Larynx begrenzt, mit Stimmlippenfixation

T4a Tumor infiltriert den Krikoid – oder Schildknorpel und/oder breitet sich außerhalb des Kehlkopfes aus, z. B. Trachea, Weichteile des Halses eingeschlossen äußere Muskulatur der Zunge (M. genioglossus, M. hyoglossus, M. palatoglossus und M. styloglossus), gerade Halsmuskulatur, Schilddrüse, Ösophagus

T4b Tumor infiltriert den Prävertebralraum, umschließt die A. carotis oder infiltriert mediastinale Strukturen

N – Regionäre Lymphknoten

NX Regionäre Lymphknoten können nicht beurteilt werden

N0 Keine regionären Lymphknotenmetastasen

N1 Metastase(n) in solitärem ipsilateralem Lymphknoten, 3 cm oder weniger in größter Ausdehnung ohne extranodale Ausbreitung

N2 Metastase(n) wie nachfolgend beschrieben:

N2a Metastase(n) in solitärem ipsilateralem Lymphknoten, mehr als 3 cm, aber nicht mehr als 6 cm in größter Ausdehnung, ohne extranodale Ausbreitung

N2b Metastasen in multiplen ipsilateralen Lymphknoten, keiner mehr als 6 cm in größter Ausdehnung, ohne extranodale Ausbreitung

N2c Metastasen in bilateralen oder kontralateralen Lymphknoten, keiner mehr als 6 cm in größter Ausdehnung, ohne extranodale Ausbreitung

N3a Metastase(n) in Lymphknoten, mehr als 6 cm in größter Ausdehnung, ohne extranodale Ausbreitung

N3b Metastase(n) in einem einzelnen oder multiplen Lymphknoten, klinisch mit extranodaler Ausbreitung*

Anmerkung
*Das Vorhandensein einer Beteiligung (Invasion) der Haut oder der Weichteile oder klinische Zeichen einer Nervenbeteiligung wird als klinische extranodale Ausbreitung angesehen.

In der Mittellinie gelegene Lymphknoten gelten als ipsilateral.

M – Fernmetastasen

M0 Keine Fernmetastasen

M1 Fernmetastasen

pTNM: Pathologische Klassifikation

Die pT-Kategorien entsprechen den klinischen T-Kategorien. Für pM siehe Seite 12.

pN – Regionäre Lymphknoten

pN0 Selektive Neck-Dissection und histologische Untersuchung üblicherweise von 6 oder mehr Lymphknoten oder radikale oder modifiziert-radikale Neck-Dissection und histologische Untersuchung üblicherweise von 15 oder mehr Lymphknoten.

pNX Regionäre Lymphknoten können nicht beurteilt werden

pN0 Keine regionären Lymphknotenmetastasen

pN1 Metastase(n) in solitärem ipsilateralen Lymphknoten, 3 cm oder weniger in größter Ausdehnung ohne extranodale Ausbreitung

pN2 Metastase(n) wie nachfolgend beschrieben:
  pN2a Metastase(n) in solitärem ipsilateralen Lymphknoten, 3 cm oder weniger in größter Ausdehnung, mit extranodaler Ausbreitung oder mehr als 3 cm aber nicht mehr als 6 cm in größter Ausdehnung, ohne extranodale Ausbreitung
  pN2b Metastasen in multiplen ipsilateralen Lymphknoten, keine mehr als 6 cm in größter Ausdehnung, ohne extranodale Ausbreitung
  pN2c Metastasen in bilateralen oder kontralateralen Lymphknoten, keiner mehr als 6 cm in größter Ausdehnung, ohne extranodale Ausbreitung
pN3a Metastase(n) in einem Lymphknoten, mehr als 6 cm in größter Ausdehnung, ohne extranodale Ausbreitung
pN3b Metastase(n) in einem Lymphknoten mehr als 3 cm in größter Ausdehnung mit extranodaler Ausbreitung oder in multiplen ipsilateralen, kontralateralen oder bilateralen Lymphknoten mit extranodaler Ausbreitung

Stadien – Larynx

Stadium 0	Tis	N0	M0
Stadium I	T1	N0	M0
Stadium II	T2	N0	M0
Stadium III	T3	N0	M0
	T1, T2, T3	N1	M0
Stadium IVA	T4a	N0, N1	M0
	T1, T2, T3, T4a	N2	M0
Stadium IVB	Jedes T	N3	M0
	T4b	Jedes N	M0
Stadium IVC	Jedes T	Jedes N	M1

Prognosefaktoren-Gitter – Tumoren des Larynx und Hypopharynx

Prognosefaktoren	Tumor-bezogen	Wirt-bezogen	Umwelt-bezogen
Essentiell	T-, N-, M-Kategorien Extrakapsuläre Ausbreitung (ECE)	Komorbiditäten Alter > 70 Jahre Allgemeinzustand	Möglichkeit eine Standardtherapie durchzuführen Behandlungsqualität Absetzungsränder
Zusätzlich	Bezirke/Unterbezirke Beteiligung unterer Halslymphknoten Tumorvolumen Stimmlippenbeteiligung Tracheostoma	Ethnie Kehlkopffunktion	Ernährung Soziales Umfeld Umwelt Gesamtbehandlungszeit
Neu und vielversprechend	Tumormarker: TP53, VEGF, EGFR, bcl-2, Cyclin-D1-Amplifikation, HPV-Status des Tumor Chemotherapieresistenzgene	Lebensqualität	Bildgebende Verfahren Neue Sensitizer in der photodynamischen Therapie

Quelle: Manual of Clinical Oncology, 9th ed. O'Sullivan B, Brierley J, D'Cruz A, Fey M, Pollock R, Vermorken J, Huang S. Wiley-Blackwell Oxford. 2015.

Nasenhöhle und Nasennebenhöhlen
(ICD-O-3 C30.0, C31.0, 1)

Regeln zur Klassifikation

Die Klassifikation gilt nur für Karzinome. Histologische Diagnosesicherung ist erforderlich.
Verfahren zur Bestimmung der T-, N- und M-Kategorien sind:

T-Kategorien: Klinische Untersuchung und bildgebende Verfahren
N-Kategorien: Klinische Untersuchung und bildgebende Verfahren
M-Kategorien: Klinische Untersuchung und bildgebende Verfahren

Anatomische Bezirke und Unterbezirke

- Nasenhöhle (C30.0)
  - Septum
  - Nasenboden
  - Laterale Wand
  - Vestibulum
- Kieferhöhle (C31.0)
- Siebbeinzellen (C31.1)
  - Links
  - Rechts

Regionäre Lymphknoten

Regionäre Lymphknoten sind die Halslymphknoten.

TNM: Klinische Klassifikation

T – Primärtumor

TX Primärtumor kann nicht beurteilt werden
T0 Kein Anhalt für Primärtumor
Tis Carcinoma in situ

Kieferhöhle

T1 Tumor auf die antrale Schleimhaut begrenzt *ohne* Arrosion oder Destruktion des Knochens

T2 Tumor mit Arrosion oder Destruktion des Knochens (ausgenommen die posteriore Wand) einschließlich Ausdehnung auf harten Gaumen und/oder mittleren Nasengang

T3 Tumor infiltriert eine oder mehrere der folgenden Strukturen: Knochen der dorsalen Wand der Kieferhöhle, Subkutangewebe, Boden oder mediale Wand der Orbita, Fossa pterygoidea, Sinus ethmoidalis

T4a Tumor infiltriert eine oder mehrere der folgenden Strukturen: Inhalt der vorderen Orbita, Wangenhaut, Processus pterygoideus, Fossa infratemporalis, Lamina cribrosa, Keilbeinhöhle, Stirnhöhle

T4b Tumor infiltriert eine oder mehrere der folgenden Strukturen: Orbitaspitze, Dura, Gehirn, mittlere Schädelgrube, Hirnnerven ausgenommen den maxillären Ast des N. trigeminus (V2), Nasopharynx, Clivus

Nasenhöhle und Siebbeinzellen

T1 Tumor auf einen Unterbezirk der Nasenhöhle oder Siebbeinzellen beschränkt, mit oder ohne Arrosion des Knochens

T2 Tumor in zwei Unterbezirken eines Bezirkes oder Ausbreitung auf einen Nachbarbezirk innerhalb des Nasenhöhlen-Siebbeinzellen-Areals, mit oder ohne Arrosion des Knochens

T3 Tumor breitet sich in die mediale Orbita oder den Orbitaboden aus oder in Kieferhöhle, harten Gaumen oder Lamina cribrosa

T4a Tumor infiltriert eine oder mehrere der folgenden Strukturen: Inhalt der vorderen Orbita, Haut von Nase oder Wange, minimale Ausbreitung in vordere Schädelgrube, Processus pterygoideus, Keilbeinhöhle oder Stirnhöhle

T4b Tumor infiltriert eine oder mehrere der folgenden Strukturen: Orbitaspitze, Dura, Gehirn, mittlere Schädelgrube, Hirnnerven ausgenommen den maxillären Ast des N. trigeminus (V2), Nasopharynx, Clivus

N – Regionäre Lymphknoten

NX Regionäre Lymphknoten können nicht beurteilt werden
N0 Keine regionären Lymphknotenmetastasen
N1 Metastase(n) in solitärem ipsilateralem Lymphknoten, 3 cm oder weniger in größter Ausdehnung, ohne extranodale Ausbreitung
N2 Metastase(n) wie nachfolgend beschrieben:
    N2a Metastase(n) in solitärem ipsilateralem Lymphknoten, mehr als 3 cm, aber nicht mehr als 6 cm in größter Ausdehnung, ohne extranodale Ausbreitung
    N2b Metastasen in multiplen ipsilateralen Lymphknoten, keiner mehr als 6 cm in größter Ausdehnung, ohne extranodale Ausbreitung
    N2c Metastasen in bilateralen oder kontralateralen Lymphknoten, keiner mehr als 6 cm in größter Ausdehnung, ohne extranodale Ausbreitung
N3a Metastase(n) in Lymphknoten, mehr als 6 cm in größter Ausdehnung, ohne extranodale Ausbreitung
N3b Metastase(n) in einem einzelnen oder multiplen Lymphknoten, klinisch mit extranodaler Ausbreitung*

Anmerkung

*Das Vorhandensein einer Beteiligung (Invasion) der Haut oder der Weichteile oder klinische Zeichen einer Nervenbeteiligung wird als klinische extranodale Ausbreitung angesehen.
In der Mittellinie gelegene Lymphknoten gelten als ipsilateral.

M – Fernmetastasen

M0 Keine Fernmetastasen
M1 Fernmetastasen

pTNM: Pathologische Klassifikation

Die pT-Kategorien entsprechen den T-Kategorien. Für pM siehe Seite 12.

pN0 Selektive Neck-Dissection und histologische Untersuchung üblicherweise von 6 oder mehr Lymphknoten oder radikale oder modifiziert-radikale Neck-Dissection und histologische Untersuchung üblicherweise von 10 oder mehr Lymphknoten.

pNX Regionäre Lymphknoten können nicht beurteilt werden
pN0 Keine regionären Lymphknotenmetastasen
pN1 Metastase(n) in solitärem ipsilateralen Lymphknoten, 3 cm oder weniger in größter Ausdehnung, ohne extranodale Ausbreitung
pN2 Metastase(n) wie nachfolgend beschrieben:
    pN2a Metastase(n) in solitärem ipsilateralen Lymphknoten, 3 cm oder weniger in größter Ausdehnung, mit extranodaler Ausbreitung oder mehr als 3 cm aber nicht mehr als 6 cm in größter Ausdehnung, ohne extranodale Ausbreitung
    pN2b Metastasen in multiplen ipsilateralen Lymphknoten, keine mehr als 6 cm in größter Ausdehnung, ohne extranodale Ausbreitung
    pN2c Metastasen in bilateralen oder kontralateralen Lymphknoten, keiner mehr als 6 cm in größter Ausdehnung, ohne extranodale Ausbreitung
pN3a Metastase(n) in einem Lymphknoten, mehr als 6 cm in größter Ausdehnung, ohne extranodale Ausbreitung
pN3b Metastase(n) in einem Lymphknoten mehr als 3 cm in größter Ausdehnung mit extranodaler Ausbreitung oder in multiplen ipsilateralen, kontralateralen oder bilateralen Lymphknoten mit extranodaler Ausbreitung

Stadien – Nasenhöhle und Nasennebenhöhlen

Stadium	T	N	M
Stadium 0	Tis	N0	M0
Stadium I	T1	N0	M0
Stadium II	T2	N0	M0
Stadium III	T3	N0	M0
	T1, T2, T3	N1	M0
Stadium IVA	T4a	N0, N1	M0
	T1, T2, T3, T4a	N2	M0
Stadium IVB	Jedes T	N3	M0
	T4b	Jedes N	M0
Stadium IVC	Jedes T	Jedes N	M1

Prognosefaktoren-Gitter für Tumoren der Nasennebenhöhlen

Prognosefaktoren	Tumor-bezogen	Wirt-bezogen	Umwelt-bezogen
Essentielle	T-Kategorie N-Kategorie M-Kategorie		
Zusätzliche	Histologischer Typ	Alter Geschlecht Allgemeinzustand	Strahlendosis Gesamtbehandlungszeit Resektionsränder
Neu und Vielversprechend			Hochpräzisionsdosierung Zusätzliche zytotoxische o. biologische Therapien Integration von fortgeschrittenen chirurgischen Techniken

Quelle: Manual of Clinical Oncology, 9th ed. O'Sullivan B, Brierley J, D'Cruz A, Fey M, Pollock R, Vermorken J, Huang S. Wiley-Blackwell Oxford. 2015.

Unbekannter Primärtumor mit Metastasen der Halslymphknoten

Regeln zur Klassifikation

Eine histologische Diagnosesicherung von Lymphknotenmetastasen eines Plattenepithelkarzinoms ist erforderlich. Ein Primärtumor ist nicht nachweisbar. Histologische Verfahren zum Nachweis EBV- und HPV/p16-positiver Fälle sollten angewendet werden. Wenn EBV nachweisbar ist, sollte die Klassifikation der Nasopharynxkarzinome angewandt werden. Wenn HPV nachweisbar ist oder sich bei der immunhistochemischen Untersuchung eine p16-Expression nachweisen lässt, sollte die Klassifikation p16-positiver Oropharynxkarzinome angewandt werden.

TNM: Klinische Klassifikation (EBV-negativ und HPV-negativ oder oropharyngeale Karzinome ohne Durchführung einer Immunhistochemie)

T – Primärtumor
T0 Kein Anhalt für Primärtumor

N – Regionäre Lymphknoten
N1 Metastase(n) in solitärem ipsilateralem Lymphknoten, 3 cm oder weniger in größter Ausdehnung, ohne extranodale Ausbreitung
N2 Metastase(n) wie nachfolgend beschrieben:
    N2a Metastase(n) in solitärem ipsilateralem Lymphknoten, mehr als 3 cm, aber nicht mehr als 6 cm in größter Ausdehnung, ohne extranodale Ausbreitung
    N2b Metastasen in multiplen ipsilateralen Lymphknoten, keiner mehr als 6 cm in größter Ausdehnung, ohne extranodale Ausbreitung
    N2c Metastasen in bilateralen oder kontralateralen Lymphknoten, keiner mehr als 6 cm in größter Ausdehnung, ohne extranodale Ausbreitung
N3a Metastase(n) in Lymphknoten, mehr als 6 cm in größter Ausdehnung, ohne extranodale Ausbreitung

N3b Metastase(n) in einem einzelnen oder multiplen Lymphknoten, klinisch mit extranodaler Ausbreitung*

Anmerkung

*Das Vorhandensein einer Beteiligung (Invasion) der Haut oder der Weichteile oder klinische Zeichen einer Nervenbeteiligung wird als klinische extranodale Ausbreitung angesehen.
In der Mittellinie gelegene Lymphknoten gelten als ipsilateral.

M – Fernmetastasen
M0 Keine Fernmetastasen
M1 Fernmetastasen

pTNM: Pathologische Klassifikation

Eine pT-Kategorie exisiert nicht. Für pM siehe Seite 12.

pN0 Selektive Neck-Dissection und histologische Untersuchung üblicherweise von 10 oder mehr Lymphknoten oder radikale oder modifiziert-radikale Neck-Dissection und histologische Untersuchung üblicherweise von 15 oder mehr Lymphknoten.
pN1 Metastase(n) in solitärem ipsilateralen Lymphknoten, 3 cm oder weniger in größter Ausdehnung, ohne extranodale Ausbreitung
pN2 Metastase(n) wie nachfolgend beschrieben:
    pN2a Metastase(n) in solitärem ipsilateralen Lymphknoten, 3 cm oder weniger in größter Ausdehnung mit extranodaler Ausbreitung oder mehr als 3 cm aber nicht mehr als 6 cm in größter Ausdehnung, ohne extranodale Ausbreitung
    pN2b Metastasen in multiplen ipsilateralen Lymphknoten, keine mehr als 6 cm in größter Ausdehnung, ohne extranodale Ausbreitung
    pN2c Metastasen in bilateralen Lymphknoten, keiner mehr als 6 cm in größter Ausdehnung, ohne extranodale Ausbreitung

pN3a Metastase(n) in einem Lymphknoten, mehr als 6 cm in größter Ausdehnung, ohne extranodale Ausbreitung
pN3b Metastase(n) in einem Lymphknoten mehr als 3 cm in größter Ausdehnung mit extranodaler Ausbreitung oder in multiplen ipsilateralen, kontralateralen oder bilateralen Lymphknoten mit extranodaler Ausbreitung

Stadien – Unbekannter Primärtumor mit Metastasen der Halslymphknoten

Stadium III	T0	N1	M0
Stadium IVA	T0	N2	M0
Stadium IVB	T0	N3	M0
Stadium IVC	Jedes T	Jedes N	M1

TNM – Klinische Klassifikation (HPV/p-16-positive Karzinome)

Klinische Klassifikation

T – Primärtumor
T0   Kein Anhalt für Primärtumor

N - Regionäre Lymphknoten
N1   Unilaterale Metastase(n) in Halslymphknoten, alle 6 cm oder weniger in größter Ausdehnung
N2   Kontralaterale oder bilaterale Metastasen in Halslymphknoten, alle 6 cm oder weniger in größter Ausdehnung
N3   Metastase(n) in Halslymphknoten, mehr als 6 cm in größter Ausdehnung

pTNM – Pathologische Klassifikation

Eine pT-Kategorie existiert nicht.

pN0 Selektive Neck-Dissection und histologische Untersuchung üblicherweise von 10 oder mehr Lymphknoten oder radikale oder modifiziert-radikale Neck-Dissection und histologische Untersuchung üblicherweise von 15 oder mehr Lymphknoten.

pN – Regionäre Lymphknoten

pN1 Metastase(n) in 1 bis 4 Lymphknoten
pN2 Metastasen in 5 oder mehr Lymphknoten

Stadium

Klinisch

Stadium I	T0	N1	M0
Stadium II	T0	N2	M0
Stadium III	T0	N3	M0
Stadium IV	T0	N1, N2, N3	M1

Pathologisch

Stadium I	T0	N1	M0
Stadium II	T0	N2	M0
Stadium IV	T0	N1, N2	M1

TNM – Klinische Klassifikation (EBV-positive Karzinome)

T – Primärtumor
T0 Kein Anhalt für Primärtumor

N – Regionäre Lymphknoten *(Nasopharynx)*
N1 Unilaterale Metastase(n) in Halslymphknoten und/oder uni- oder bilaterale Metastase(n) in retropharyngealen Lymphknoten, 6 cm oder weniger in größter Ausdehnung, oberhalb der kaudalen Begrenzung des Krikoidknorpels

N2 Metastase(n) in bilateralen Lymphknoten, 6 cm oder weniger in größter Ausdehnung, oberhalb der kaudalen Begrenzung des Krikoidknorpels
N3 Metastase(n) in Lymphknoten größer als 6 cm in größter Ausdehnung und/oder Ausdehnung unterhalb der kaudalen Begrenzung des Krikoidknorpels

Anmerkung
In der Mittellinie gelegene Lymphknoten gelten als ipsilateral.

M – Fernmetastasen
M0 Keine Fernmetastasen
M1 Fernmetastasen

pTNM: Pathologische Klassifikation

Eine pT-Kategorie existiert nicht. Die pN-Kategorien entsprechen den N-Kategorien.

Stadien

Stadium II	T0	N1	M0
Stadium III	T0	N2	M0
Stadium IVA	T0	N3	M0
Stadium IVB	T0	N1, N2, N3	M1

p16-negative und p16-positive EBV-positive Karzinome

TNM: Klinische Klassifikation

Siehe Seiten 58 – 59

Prognosefaktoren-Gitter – Unbekannter Primärtumor mit Metastasen der Halslymphknoten

Prognosefaktoren	Tumor-bezogen	Wirt-bezogen	Umwelt-bezogen
Essentiell*	Histologie N-Kategorie und Anzahl befallener Lymphknoten Extrakapsuläre Ausbreitung Vorhandensein/Fehlen von Fernmetastasen p16-(HPV)-Status EBV-DNA-Status	Immunsuppression (speziell bei Hautkrebs)	Verfügbarkeit oder Zugang zu einer Strahlentherapie
Zusätzlich	Tumordifferenzierung Lokalisation der Lymphknotenmetastasen (oberhalb/unterhalb der Klavikula)	Geschlecht Hämoglobingehalt Raucheranamnese	Entdeckung des Primärtumor Gesamtbehandlungszeit
Neu und vielversprechend	TP-53 Survivin-Kernexpression		

Quelle: Manual of Clinical Oncology, 9th ed. O'Sullivan B, Brierley J, D'Cruz A, Fey M, Pollock R, Vermorken J, Huang S. Wiley-Blackwell Oxford. 2015.

Malignes Melanom des oberen Aerodigestivtraktes
(ICD-O-3 C00–06, C09.1, 09.8, 09.9, 10–14, 30–32)

Regeln zur Klassifikation

Die Klassifikation gilt nur für maligne Melanome der Schleimhäute im Kopf- und Halsbereich, d. h. des oberen Aerodigestivtraktes.
Histologische Diagnosesicherung und Unterteilung nach Lokalisation ist erforderlich.
Verfahren zur Bestimmung der T-, N- und M-Kategorien sind:

T-Kategorien: Klinische Untersuchung und bildgebende Verfahren
N-Kategorien: Klinische Untersuchung und bildgebende Verfahren
M-Kategorien: Klinische Untersuchung und bildgebende Verfahren

Regionäre Lymphknoten

Die regionären Lymphknoten entsprechen der jeweiligen Lokalisation des Primärtumors.

TNM: Klinische Klassifikation

T – Primärtumor
TX   Primärtumor kann nicht beurteilt werden
T0   Kein Anhalt für Primärtumor

T3   Tumor begrenzt auf das Epithel oder die Submukosa (mukosale Erkrankung)
T4a Tumor infiltriert tiefere Weichgewebe, Knorpel, Knochen oder darüber liegende Haut
T4b Tumor infiltriert eine oder mehrere der folgenden Strukturen: Dura, Gehirn, Schädelbasis, untere Hirnnerven (IX, X, XI, XII), Spatium masticatorium, A. carotis, prävertebraler Raum, Mediastinalstrukturen

Anmerkung
Maligne Melanome der Schleimhaut sind aggressive Tumoren: Es gibt deswegen weder die Kategorien T1 und T2, noch die Stadien I und II.

N – Regionäre Lymphknoten
NX Regionäre Lymphknotenmetastasen können nicht beurteilt werden
N0 Keine regionären Lymphknotenmetastasen
N1 Regionäre Lymphknotenmetastasen

M – Fernmetastasen
M0 Keine Fernmetastasen
M1 Fernmetastasen

pTNM: Pathologische Klassifikation

Die pT- und pN-Kategorien entsprechen den T- und N-Kategorien. Für pM siehe Seite 12.

Stadien – Malignes Melanom des Aerodigestivtrakes

Stadium	T	N	M
Stadium III	T3	N0	M0
Stadium IVA	T4a	N0	M0
	T3, T4a	N1	M0
Stadium IVB	T4b	Jedes N	M0
Stadium IVC	Jedes T	Jedes N	M1

Große Speicheldrüsen
(ICD-O-3 C07, C08)

Regeln zur Klassifikation

Die Klassifikation gilt nur für Karzinome der großen Speicheldrüsen: Gl. parotis (C07.9), Gl. submandibularis (C08.0) und Gl. sublingualis (C08.1). Tumoren der kleinen Speicheldrüsen (Speicheldrüsen der Schleimhäute des oberen Aerodigestivtraktes) sind von dieser Klassifikation ausgeschlossen. Sie werden entsprechend dem jeweiligen anatomischen Bezirk ihres Ursprungs, z. B. Lippe, klassifiziert. Histologische Diagnosesicherung ist erforderlich.

Verfahren zur Bestimmung der T-, N- und M-Kategorien sind:

T-Kategorien: Klinische Untersuchung und bildgebende Verfahren
N-Kategorien: Klinische Untersuchung und bildgebende Verfahren
M-Kategorien: Klinische Untersuchung und bildgebende Verfahren

Anatomische Bezirke

- Glandula parotis (C07.9)
- Glandula submandibularis (C08.0)
- Glandula sublingualis (C08.1)

Regionäre Lymphknoten

Regionäre Lymphknoten sind die Halslymphknoten.

TNM: Klinische Klassifikation

T – Primärtumor
TX Primärtumor kann nicht beurteilt werden
T0 Kein Anhalt für Primärtumor
Tis Carcinoma in situ

T1	Tumor 2 cm oder weniger in größter Ausdehnung, ohne extraparenchymatöse Ausbreitung
T2	Tumor mehr als 2 cm, aber nicht mehr als 4 cm in größter Ausdehnung, ohne extraparenchymatöse Ausbreitung
T3	Tumor mehr als 4 cm in größter Ausdehnung und/oder mit extraparenchymatöser Ausbreitung
T4a	Tumor infiltriert Haut, Unterkiefer, äußeren Gehörgang, N. facialis
T4b	Tumor infiltriert Schädelbasis, Processus pterygoideus oder umschließt A. carotis

Anmerkung

„Extraparenchymatöse Ausbreitung" ist die klinische oder makroskopische Infiltration von Weichteilen oder Nerven, ausgenommen die unter T4a und T4b aufgelisteten.

Der lediglich mikroskopische Nachweis entspricht nicht der „extraparenchymatösen Ausbreitung" als Klassifikationskriterium.

N – Regionäre Lymphknoten

NX	Regionäre Lymphknoten können nicht beurteilt werden
N0	Keine regionären Lymphknotenmetastasen
N1	Metastase(n) in solitärem ipsilateralem Lymphknoten, 3 cm oder weniger in größter Ausdehnung, ohne extranodale Ausbreitung
N2	Metastase(n) wie nachfolgend beschrieben:
N2a	Metastase(n) in solitärem ipsilateralem Lymphknoten, mehr als 3 cm, aber nicht mehr als 6 cm in größter Ausdehnung, ohne extranodale Ausbreitung
N2b	Metastasen in multiplen ipsilateralen Lymphknoten, keiner mehr als 6 cm in größter Ausdehnung, ohne extranodale Ausbreitung
N2c	Metastasen in bilateralen oder kontralateralen Lymphknoten, keiner mehr als 6 cm in größter Ausdehnung, ohne extranodale Ausbreitung
N3a	Metastase(n) in Lymphknoten, mehr als 6 cm in größter Ausdehnung, ohne extranodale Ausbreitung

Kopf- und Halstumoren

N3b Metastase(n) in einem einzelnen oder multiplen Lymphknoten, klinisch mit extranodaler Ausbreitung*

Anmerkung
*Das Vorhandensein einer Beteiligung (Invasion) der Haut oder der Weichteile oder klinische Zeichen einer Nervenbeteiligung wird als klinische extranodale Ausbreitung angesehen.

In der Mittellinie gelegene Lymphknoten gelten als ipsilateral.

M – Fernmetastasen
M0 Keine Fernmetastasen
M1 Fernmetastasen

pTNM: Pathologische Klassifikation

Die pT-Kategorien entsprechen den T-Kategorien. Für pM siehe Seite 12.

pN0 Selektive Neck-Dissection und histologische Untersuchung üblicherweise von 10 oder mehr Lymphknoten oder radikale oder modifiziert-radikale Neck-Dissection und histologische Untersuchung üblicherweise von 15 oder mehr Lymphknoten.

pNX Regionäre Lymphknoten können nicht beurteilt werden
pN0 Keine regionären Lymphknotenmetastasen
pN1 Metastase(n) in solitärem ipsilateralen Lymphknoten, 3 cm oder weniger in größter Ausdehnung, ohne extranodale Ausbreitung
pN2 Metastase(n) wie nachfolgend beschrieben:
    pN2a Metastase(n) in solitärem ipsilateralen Lymphknoten, 3 cm oder weniger in größter Ausdehnung mit extranodaler Ausbreitung oder mehr als 3 cm aber nicht mehr als 6 cm in größter Ausdehnung, ohne extranodale Ausbreitung
    pN2b Metastasen in multiplen ipsilateralen Lymphknoten, keine mehr als 6 cm in größter Ausdehnung, ohne extranodale Ausbreitung

pN2c Metastasen in bilateralen oder kontralateralen Lymphknoten, keiner mehr als 6 cm in größter Ausdehnung, ohne extranodale Ausbreitung
pN3a Metastase(n) in einem Lymphknoten, mehr als 6 cm in größter Ausdehnung, ohne extranodale Ausbreitung
pN3b Metastase(n) in einem Lymphknoten mehr als 3 cm in größter Ausdehnung mit extranodaler Ausbreitung oder in multiplen ipsilateralen, kontralateralen oder bilateralen Lymphknoten mit extranodaler Ausbreitung

Stadien – Große Speicheldrüsen

Stadium 0	Tis	N0	M0
Stadium I	T1	N0	M0
Stadium II	T2	N0	M0
Stadium III	T3	N0	M0
	T1, T2, T3	N1	M0
Stadium IVA	T4a	N0, N1	M0
	T1, T2, T3, T4a	N2	M0
Stadium IVB	Jedes T	N3	M0
	T4b	Jedes N	M0
Stadium IVC	Jedes T	Jedes N	M1

Prognosefaktoren-Gitter – Große Speicheldrüsen

Prognosefaktoren	Tumor-bezogen	Wirt-bezogen	Umwelt-bezogen
Essentielle	Histologischer Grad Tumorgröße Lokale Invasion Perineurale Invasion	Alter	Resektionsränder Residualtumor
Zusätzliche	Lymphknotenmetastasen	Faziale Lähmung Schmerzen	Adjuvante Strahlentherapie
Neu und vielversprechend	Molekulare Marker (c-kit, Ki-67, HER2, EGFR, VEGF, Androgenrezeptoren)		Neutronen- vs. Photonen-Strahlentherapie

Quelle: Manual of Clinical Oncology, 9th ed. O'Sullivan B, Brierley J, D'Cruz A, Fey M, Pollock R, Vermorken J, Huang S. Wiley-Blackwell Oxford. 2015.

Schilddrüse
(ICD-O-3 C73.9)

Regeln zur Klassifikation

Die Klassifikation gilt nur für Karzinome. Mikroskopische Diagnosesicherung und Unterteilung der Fälle nach histologischem Typ sind erforderlich.
Verfahren zur Bestimmung der T-, N- und M-Kategorien sind:

T-Kategorien: Klinische Untersuchung, Endoskopie und bildgebende Verfahren
N-Kategorien: Klinische Untersuchung und bildgebende Verfahren
M-Kategorien: Klinische Untersuchung und bildgebende Verfahren

Anmerkung der Übersetzer
Ein histologisches Grading wird nicht angewendet.

Regionäre Lymphknoten

Regionäre Lymphknoten sind die zervikalen und oberen mediastinalen Lymphknoten.

TNM: Klinische Klassifikation

T – Primärtumor*
TX   Primärtumor kann nicht beurteilt werden
T0   Kein Anhalt für Primärtumor

T1   Tumor 2 cm oder weniger in größter Ausdehnung, begrenzt auf Schilddrüse
   T1a   Tumor 1 cm oder weniger in größter Ausdehnung, begrenzt auf Schilddrüse
   T1b   Tumor mehr als 1 bis 2 cm oder weniger in größter Ausdehnung, begrenzt auf Schilddrüse

T2 Tumor mehr als 2 cm, aber nicht mehr als 4 cm in größter Ausdehnung, begrenzt auf Schilddrüse
T3 Tumor mehr als 4 cm in größter Ausdehnung, begrenzt auf Schilddrüse oder Tumor mit makroskopischer extrathyroidaler Ausbreitung (d. h. Ausbreitung in den M. sternohyoideus, M. sternothyreoideus oder M. omohyoideus)
    T3a Tumor mehr als 4 cm in größter Ausdehnung, begrenzt auf Schilddrüse
    T3b Tumor jeglicher Größe mit makroskopischer extrathyreoidaler Ausbreitung (d. h. Ausbreitung in M. sternohyoideus, M. sternothyreoideus oder M. omohyoideus)
T4a Tumor mit Ausbreitung jenseits der Schilddrüsenkapsel und Invasion einer oder mehrerer der folgenden Strukturen: subkutanes Weichgewebe, Larynx, Trachea, Ösophagus, N. recurrens
T4b Tumor infiltriert prävertebrale Faszie, mediastinale Gefäße oder umschließt die A. carotis

Anmerkung
*Eingeschlossen papilläre, follikuläre, schlecht differenzierte, Hürthlezell- und undifferenzierte (anaplastische) Karzinome

N – Regionäre Lymphknoten
NX Regionäre Lymphknoten können nicht beurteilt werden
N0 Keine regionären Lymphknotenmetastasen
N1 Regionäre Lymphknotenmetastasen
    N1a Metastasen in Lymphknoten des Level VI (prätracheale und paratracheale, eingeschlossen prälaryngeale/Delphi-Lymphknoten) oder obere mediastinale Lymphknoten
    N1b Metastasen in anderen unilateralen, bilateralen oder kontralateralen zervikalen (Level I, II, III, IV und V) oder retropharyngealen Lymphknoten

M – Fernmetastasen
M0 Keine Fernmetastasen
M1 Fernmetastasen

pTNM: Pathologische Klassifikation

Die pT- und pN-Kategorien entsprechen den T- und N-Kategorien. Für pM siehe Seite 12.

pN0 Selektive Neck-Dissection und histologische Untersuchung üblicherweise von 6 oder mehr Lymphknoten.
Wenn die untersuchten Lymphknoten tumorfrei sind, aber die Zahl der üblicherweise untersuchten Lymphknoten nicht erreicht wird, soll pN0 klassifiziert werden.

Histopathologische Typen

Die 4 wichtigen histopathologischen Typen sind:

- Papilläres Karzinom (eingeschlossen das papilläre Karzinom mit follikulären Herden)
- Follikuläres Karzinom (eingeschlossen das sog. Hürthlezellkarzinom)
- Medulläres Karzinom
- Anaplastisches Karzinom

Stadien

Für papilläre und follikuläre (differenzierte), medulläre und anaplastische (undifferenzierte) Karzinome werden unterschiedliche Stadien empfohlen.

Papillär oder follikulär – unter 55 Jahre

Stadium I	Jedes T	Jedes N	M0
Stadium II	Jedes T	Jedes N	M1

Papillär und follikulär – 55 Jahre und mehr

Stadium I	T1a, T1b, T2	N0	M0
Stadium II	T3	N0	M0
	T1, T2, T3	N1	M0
Stadium III	T4a	Jedes N	M0
Stadium IVA	T4b	Jedes N	M0
Stadium IVB	Jedes T	Jedes N	M1

Medullär

Stadium I	T1a, T1b	N0	M0
Stadium II	T2, T3	N0	M0
Stadium III	T1, T2, T3	N1a	M0
Stadium IVA	T1, T2, T3	N1b	M0
	T4a	Jedes N	M0
Stadium IVB	T4b	Jedes N	M0
Stadium IVC	Jedes T	Jedes N	M1

Anaplastische (undifferenzierte)

Stadium IVA	T1, T2, T3a	N0	M0
Stadium IVB	T1, T2, T3a	N1	M0
Stadium IVB	T3b, T4a, T4b	N0, N1	M0
Stadium IVC	Jedes T	Jedes N	M1

Prognosefaktoren-Gitter – Papilläre und follikuläre Schilddrüsenkarzinome

Prognosefaktoren	Tumor-bezogen	Wirt-bezogen	Umwelt-bezogen
Essentiell*	Extrathyreoidale Ausbreitung (T-Kategorie) M-Kategorie Thyreoglobulin nach Behandlung	Alter	Residualtumor: R0, R1, R2
Zusätzlich	N-Kategorie Lokalisation der Metastasen BRAF-V600E-Mutation	Geschlecht	Ausmaß der Resektion Jod-Ablation Endemische Struma
Neu und vielversprechend	Molekulares Profil		

Quelle: Manual of Clinical Oncology, 9th ed. O'Sullivan B, Brierley J, D'Cruz A, Fey M, Pollock R, Vermorken J, Huang S. Wiley-Blackwell Oxford. 2015.

Prognosefaktoren-Gitter – Medulläre Schilddrüsenkarzinome

Prognosefaktoren	Tumor-bezogen	Wirt-bezogen	Umwelt-bezogen
Essentielle	prä- und postoperatives Calcitonin und CEA	Alter	Ausmaß der Resektion
Zusätzliche	MEN Keimbahnmutationen Calcitonin-Verdoppelungszeit		
Neu und vielversprechend	Molekulares Profil		

Quelle: Manual of Clinical Oncology, 9th ed. O'Sullivan B, Brierley J, D'Cruz A, Fey M, Pollock R, Vermorken J, Huang S. Wiley-Blackwell Oxford. 2015.

Tumoren des Verdauungstraktes

Einführende Bemerkungen

Folgende anatomische Bezirke werden klassifiziert:
- Speiseröhre und ösophagogastraler Übergang
- Magen
- Dünndarm
- Appendix
- Kolon und Rektum
- Analkanal
- Leberzellkarzinom
- Intrahepatisches Cholangiokarzinom
- Perihiläre und distale extrahepatische Gallengänge
- Gallenblase
- Ampulla Vateri
- Pankreas (exokrin)
- Neuroendokrine Tumoren

Jeder anatomische Bezirk wird nach folgendem Schema beschrieben

- Regeln zur Klassifikation mit den Verfahren für die Bestimmung der T-, N- und M-Kategorien. Zusätzliche Methoden zur Erhöhung der Genauigkeit der Bestimmung vor Behandlung können benutzt werden.
- Anatomische Bezirke und Unterbezirke, falls erforderlich
- Definition der regionären Lymphknoten
- TNM: Klinische Klassifikation
- pTNM: Pathologische Klassifikation
- G: Histopathologisches Grading
- Stadien
- Prognosefaktoren-Gitter

TNM – Klassifikation maligner Tumoren, 8. Auflage. Herausgegeben von Ch. Wittekind.
© 2020 WILEY-VCH Verlag GmbH & Co. KGaA. Published 2020 by WILEY-VCH Verlag GmbH & Co. KGaA.

Regionäre Lymphknoten

Die Zahl der Lymphknoten, die für jeden anatomischen Bezirk in einem Lymphadenektomiepräparat üblicherweise vorliegen und histologisch untersucht werden sollen, ist für jeden Bezirk festgehalten.

Ösophagus (ICD-O-3 C15) einschließlich ösophagogastraler Übergang (C16.0)

Regeln zur Klassifikation

Die Klassifikation gilt nur für Karzinome und schließt Adenokarzinome des ösophagogastralen Übergangs ein. Histologische Diagnosesicherung und Unterteilung der Fälle nach topographischer Lokalisation und histologischem Typ ist erforderlich.

Ein Tumor, dessen Zentrum in einem Abstand von 2 cm vom ösophagogastralen Übergang liegt und in den Ösophagus hineinreicht, wird nach dem Schema der Ösophaguskarzinome klassifiziert.

Tumoren, die den ösophagogastralen Übergang einbeziehen und deren Zentrum innerhalb der proximalen 2 cm der Cardia liegt (Siewert-Typen I/II) werden nach dem Schema für Ösophaguskarzinome klassifiziert.

Verfahren zur Bestimmung der T-, N- und M-Kategorien sind:

T-Kategorien: Klinische Untersuchung, bildgebende Verfahren, Endoskopie (einschließlich Bronchoskopie) und/oder chirurgische Exploration

N-Kategorien: Klinische Untersuchung, bildgebende Verfahren und/oder chirurgische Exploration

M-Kategorien: Klinische Untersuchung, bildgebende Verfahren und/oder chirurgische Exploration

Anatomische Unterbezirke

1. *Zervikaler Ösophagus (C15.0)*
   Dieser Teil beginnt am unteren Rand des Krikoidknorpels und endet beim Eintritt des Ösophagus in den Thorax (Suprasternalgrube), etwa 18 cm distal der oberen Schneidezähne.
2. *Intrathorakaler Ösophagus*
   (i) Der obere thorakale Abschnitt (C15.3) reicht vom Eintritt des Ösophagus in den Thorax bis zur Höhe der Trachealbifurkation, etwa 24 cm distal der oberen Schneidezähne.

(ii) Der mittlere thorakale Abschnitt (C15.4) entspricht der oberen Hälfte des Ösophagus zwischen Trachealbifurkation und ösophagogastralem Übergang. Die untere Grenze liegt etwa 32 cm distal der oberen Schneidezähne.

(iii) Der untere thorakale Abschnitt (C15.5), etwa 8 cm in der Länge (einschließlich des abdominalen Ösophagus), entspricht der distalen Hälfte des Ösophagus zwischen Trachealbifurkation und ösophagogastralem Übergang. Die untere Grenze liegt etwa 40 cm distal der oberen Schneidezähne.

3. *Ösophagogastraler Übergang (C16.0)*
Tumoren, die den ösophagogastralen Übergang einbeziehen und deren Zentrum innerhalb der proximalen 2 cm der Cardia liegt (Siewert-Typen I/II) werden nach dem Schema für Ösophaguskarzinome klassifiziert.

Tumoren, deren Zentren mehr als 2 cm vom ösophagogastralen Übergang entfernt sind, werden nach dem Schema für Magenkarzinome klassifiziert, auch dann, wenn der ösophagogastrale Übergang einbezogen ist.

Regionäre Lymphknoten

Unabhängig vom Sitz des Primärtumors sind die regionären Lymphknoten diejenigen, die in dem lymphatischen Abflussgebiet des Ösophagus lokalisiert sind, eingeschlossen die zöliakalen Lymphknoten und paraösophagealen Lymphknoten des Halses, aber nicht die supraklavikulären Lymphknoten.

TNM: Klinische Klassifikation

T – Primärtumor
TX   Primärtumor kann nicht beurteilt werden
T0   Kein Anhalt für Primärtumor
Tis   Carcinoma in situ

T1   Tumor infiltriert Lamina propria, Muscularis mucosae oder Submukosa

	T1a	Tumor infiltriert Lamina propria oder Muscularis mucosae
	T1b	Tumor infiltriert Submukosa
T2		Tumor infiltriert Muscularis propria
T3		Tumor infiltriert Adventitia
T4		Tumor infiltriert Nachbarstrukturen
	T4a	Tumor infiltriert Pleura, Perikard, Vena azygos, Zwerchfell oder Peritoneum
	T4b	Tumor infiltriert andere Nachbarstrukturen wie Aorta, Wirbelkörper oder Trachea

N – Regionäre Lymphknoten

NX	Regionäre Lymphknoten können nicht beurteilt werden
N0	Keine regionären Lymphknotenmetastasen
N1	Metastasen in 1 bis 2 regionären Lymphknoten
N2	Metastasen in 3 bis 6 regionären Lymphknoten
N3	Metastasen in 7 oder mehr regionären Lymphknoten

M – Fernmetastasen

M0	Keine Fernmetastasen
M1	Fernmetastasen

pTNM: Pathologische Klassifikation

Die pT- und pN-Kategorien entsprechen den T- und N-Kategorien. Für pM siehe Seite 12.

pN0 Regionäre Lymphadenektomie und histologische Untersuchung üblicherweise von 7 oder mehr Lymphknoten.
Wenn die untersuchten Lymphknoten tumorfrei sind, aber die Zahl der üblicherweise untersuchten Lymphknoten nicht erreicht wird, soll pN0 klassifiziert werden und in Klammern die Zahl der untersuchten Lymphknoten hinzugefügt werden.

Anmerkung der Übersetzer

Die Angabe der Zahl der untersuchten Lymphknoten ist in der englischen Fassung nicht vorgesehen, wird aber von der organspezifischen Tumorklassifikation (und den existierenden S3-Leitlinien) empfohlen.

Stadien und prognostische Gruppeneinteilung – Karzinome des Ösophagus und des ösophagogastralen Übergangs

Plattenepithelkarzinome

Klinisches Stadium

Stadium 0	Tis	N0	M0
Stadium I	T1	N0, N1	M0
Stadium II	T2	N0, N1	M0
	T3	N0	M0
Stadium III	T1, T2	N2	M0
	T3	N1, N2	M0
Stadium IVA	T4a, T4b	Jedes N	M0
	Jedes T	N3	M0
Stadium IVB	Jedes T	Jedes N	M1

Pathologisches Stadium

Stadium 0	pTis	pN0	M0
Stadium IA	pT1a	pN0	M0
Stadium IB	pT1b	pN0	M0
	pT2	pN0	M0
Stadium IIA	pT2	pN0	M0
Stadium IIB	pT1	pN1	M0
	pT3	pN0	M0
Stadium IIIA	pT1	pN2	M0
	pT2	pN1	M0
Stadium IIIB	pT2	pN2	M0
	pT3	pN1, pN2	M0
	pT4a	pN0, pN1	M0
Stadium IVA	pT4a	pN2	M0
	pT4b	Jedes pN	M0
	Jedes pT	pN3	M0
Stadium IVB	Jedes pT	Jedes pN	M1

Prognostische Gruppeneinteilung

Prognostische Gruppe	T	N	M	Grad	Lokalisation
0	Tis	N0	M0	N/A	Jede
IA	T1a	N0	M0	1, X	Jede
IB	T1a	N0	M0	2, 3	Jede
	T1b	N0	M0	Jeder	Jede
	T2	N0	M0	1, X	Jede
	T3	N0	M0	1, X	Intrathorakal, unten
IIA	T2	N0	M0	2, 3	Jede
	T2	N0	M0	X	Jede
	T3	N0	M0	Jeder	Intrathorakal, unten
	T3	N0	M0	1	Intrathorakal, Mitte, oben
IIB	T3	N0	M0	2, 3	Intrathorakal, Mitte, oben
	T3	N0	M0	Jeder	X
	T3	N0	M0	X	Jede
	T1	N1	M0	Jeder	Jede
IIIA	T1	N2	M0	Jeder	Jede
	T2	N1	M0	Jeder	Jede
IIIB	T2	N2	M0	Jeder	Jede
	T3	N1, N2	M0	Jeder	Jede
	T4a	N0, N1	M0	Jeder	Jede
IVA	T4a	N2	M0	Jeder	Jede
	T4b	Jedes	M0	Jeder	Jede
IVB	Jedes	Jedes	M1	Jeder	Jede

Adenokarzinome

Klinisches Stadium

Stadium 0	Tis	N0	M0
Stadium I	T1	N0	M0
Stadium IIA	T1	N1	M0
Stadium IIB	T2	N0	M0
Stadium III	T2	N1	M0
	T3, T4a	N0, N1	M0
Stadium IVA	T1-T4a	N2	M0
	T4b	N0, N1, N2	M0
	Jedes T	N3	M0
Stadium IVB	Jedes T	Jedes N	M1

Pathologisches Stadium

Stadium 0	pTis	pN0	M0
Stadium IA	pT1a	pN0	M0
Stadium IB	pT1b	pN0	M0
Stadium IIA	pT2	pN0	M0
Stadium IIB	pT1a, pT1b	N1	M0
Stadium IIIA	pT1	N2	M0
	pT2	N1, N2	M0
	pT3, pT4a	N0	M0
Stadium IIIB	pT2	N2	M0
	pT3	N1, N2	M0
	pT4a	N1	M0
Stadium IVA	pT4a	N2	M0
	pT4b	Jedes N	M0
	Jedes T	N3	M0
Stadium IVB	Jedes T	Jedes N	M1

Pathologische prognostische Gruppeneinteilung – Adenokarzinome

				Grad
Gruppe 0	pTis	pN0	M0	N/A
Gruppe IA	pT1a	pN0	M0	1, X
Gruppe IB	pT1a	pN0	M0	2
	pT1b	pN0	M0	1, 2, X
Gruppe IC	pT1a, pT1b	pN0	M0	3
	pT2	pN0	M0	1, 2
Gruppe IIA	pT2	pN0	M0	3, X
Gruppe IIB	pT3	pN0	M0	Jeder
	pT1	pN1	M0	Jeder
Gruppe IIIA	pT1	pN2	M0	Jeder
	pT2	pN1	M0	Jeder
Gruppe IIIB	pT2	pN2	M0	Jeder
	pT3	pN1, pN2	M0	Jeder
	pT4a	pN0, pN1	M0	Jeder
Gruppe IVA	pT4a	pN2	M0	Jeder
	pT4b	Jedes pN	M0	Jeder
Gruppe IVB	Jedes pT	Jedes pN	M1	Jeder

Anmerkung

DAS AJCC publiziert zusätzlich eine prognostische Gruppeneinteilung für Plattenepithel- und Adenokarzinome nach neoadjuvanter Therapie (Kategorien mit dem Präfix „y").

Prognosefaktoren-Gitter – Ösophaguskarzinome

Prognosefaktoren	Tumor-bezogen	Wirt-bezogen	Umwelt-bezogen
Essentiell*	Invasionstiefe Lymphknotenmetastasen Invasion von Lymphgefäßen Invasion von Venen	Alter Allgemeinzustand Ernährungszustand	Verfügbarkeit oder Zugang zu einer Strahlentherapie
Zusätzlich	Tumorgrading Tumorlokalisation	Ökonomischer Status	Ernährungsunterstützung
Neu und vielversprechend	CEA, VEGF-C, HER2		

Quelle: Manual of Clinical Oncology, 9th ed. O'Sullivan B, Brierley J, D'Cruz A, Fey M, Pollock R, Vermorken J, Huang S. Wiley-Blackwell Oxford. 2015.

Magen
(ICD-O-3 C16)

Regeln zur Klassifikation

Die Klassifikation gilt nur für Karzinome. Histologische Diagnosesicherung ist erforderlich.

Tumoren, die den ösophagogastralen Übergang einbeziehen und deren Zentrum innerhalb der proximalen 2 cm der Cardia liegt (Siewert-Typen I/II) werden nach dem Schema für Ösophaguskarzinome klassifiziert.

Tumoren, deren Zentren mehr als 2 cm vom ösophagogastralen Übergang entfernt sind, werden nach dem Schema für Magenkarzinome klassifiziert, auch dann wenn der ösophagogastrale Übergang einbezogen ist.

Änderungen gegenüber der 7. Auflage basieren auf Empfehlungen der Internationalen Gastric Cancer Association [1].

Verfahren zur Bestimmung der T-, N- und M-Kategorien sind:

T-Kategorien: Klinische Untersuchung, bildgebende Verfahren, Endoskopie und/oder chirurgische Exploration
N-Kategorien: Klinische Untersuchung, bildgebende Verfahren und/oder chirurgische Exploration
M-Kategorien: Klinische Untersuchung, bildgebende Verfahren und/oder chirurgische Exploration

Anatomische Unterbezirke

1. Cardia (C16.0)
2. Fundus (C16.1)
3. Korpus (C16.2)
4. Antrum (C16.3) und Pylorus (C16.4)

Regionäre Lymphknoten

Die regionären Lymphknoten des Magens sind die perigastrischen Lymphknoten entlang der kleinen und großen Kurvatur, die Lymphknoten entlang den Aa. gastrica sinistra, hepatica communis, lienalis, coeliaca und die hepatoduodenalen Lymphknoten.

Der Befall von anderen intraabdominalen Lymphknoten, wie retropankreatischen, mesenterialen oder paraaortalen Lymphknoten, gilt als Fernmetastasierung.

TNM: Klinische Klassifikation

T – Primärtumor

TX Primärtumor kann nicht beurteilt werden
T0 Kein Anhalt für Primärtumor
Tis Carcinoma in situ: intraepithelialer Tumor ohne Infiltration der Lamina propria, hochgradige Dysplasie

T1 Tumor infiltriert Lamina propria, Muscularis mucosae oder Submukosa
    T1a Tumor infiltriert Lamina propria oder Muscularis mucosae
    T1b Tumor infiltriert Submukosa
T2 Tumor infiltriert Muscularis propria
T3 Tumor infiltriert Subserosa
T4 Tumor perforiert Serosa (viszerales Peritoneum) oder infiltriert benachbarte Strukturen[1,2,3]
    T4a Tumor perforiert Serosa
    T4b Tumor infiltriert benachbarte Strukturen[1,2,3]

Anmerkungen

[1] Benachbarte Strukturen des Magens sind Milz, Colon transversum, Leber, Zwerchfell, Pankreas, Bauchwand, Nebennieren, Niere, Dünndarm und Retroperitoneum.

[2] Intramurale Ausbreitung in Duodenum oder Ösophagus wird nach der tiefsten Infiltration in diesen Organen oder im Magen klassifiziert.

[3] Ein Tumor, der sich in das Ligamentum gastrocolicum oder gastrohepaticum ausbreitet – ohne Perforation des viszeralen Peritoneums – wird als T3 klassifiziert.

N – Regionäre Lymphknoten

NX	Regionäre Lymphknoten können nicht beurteilt werden
N0	Keine regionären Lymphknotenmetastasen
N1	Metastasen in 1 bis 2 regionären Lymphknoten
N2	Metastasen in 3 bis 6 regionären Lymphknoten
N3	Metastasen in 7 oder mehr regionären Lymphknoten
N3a	Metastasen in 7 bis 15 regionären Lymphknoten
N3b	Metastasen in 16 oder mehr regionären Lymphknoten

M – Fernmetastasen

M0	Keine Fernmetastasen
M1	Fernmetastasen

Anmerkung

Fernmetasten schließen peritoneale Metastasen (Aussaat) und positive Peritonealzytologie sowie Tumoren im Netz mit ein, soweit diese nicht Teil einer kontinuierlichen Ausbreitung sind.

pTNM: Pathologische Klassifikation

Die pT- und pN-Kategorien entsprechen den T- und N-Kategorien. Für pM siehe Seite 12.

pN0   Regionäre Lymphadenektomie und histologische Untersuchung üblicherweise von 16 Lymphknoten.

Wenn die untersuchten Lymphknoten tumorfrei sind, aber die Zahl der üblicherweise untersuchten Lymphknoten nicht erreicht wird, soll pN0 klassifiziert werden und in Klammern die Zahl der untersuchten Lymphknoten hinzugefügt werden.

Anmerkung der Übersetzer

Die Angabe der Zahl der untersuchten Lymphknoten ist in der englischen Fassung nicht vorgesehen, wird aber von der organspezifischen Tumorklassifikation (und den existierenden S3-Leitlinien) empfohlen.

Stadien – Magen

Klinisches Stadium

Stadium	T	N	M
Stadium 0	Tis	N0	M0
Stadium I	T1, T2	N0	M0
Stadium IIA	T1, T2	N1, N2, N3	M0
Stadium IIB	T3, T4a	N0	M0
Stadium III	T3, T4a	N1, N2, N3	M0
Stadium IV	T4b	Jedes N	M0
	Jedes T	Jedes N	M1

Pathologisches Stadium

Stadium	pT	pN	M
Stadium 0	pTis	pN0	M0
Stadium IA	pT1	pN0	M0
Stadium IB	pT1	pN1	M0
	pT2	pN0	M0
Stadium IIA	pT1	pN2	M0
	pT2	pN1	M0
	pT3	pN0	M0
Stadium IIB	pT1	pN3a	M0
	pT2	pN2	M0
	pT3	pN1	M0
	pT4a	pN0	M0
Stadium IIIA	pT2	pN3a	M0
	pT3	pN2	M0
	pT4a	pN1, pN2	M0
	pT4b	pN0	M0
Stadium IIIB	pT1, pT2	pN3b	M0
	pT3, pT4a	pN3a	M0
	pT4b	pN1, pN2	M0
Stadium IIIC	pT3, pT4a	pN3b	M0
	pT4b	pN3a, pN3b	M0
Stadium IV	Jedes pT	Jedes pN	M1

Anmerkung

Das AJCC publiziert Prognostische Gruppeneinteilungen nach neoadjuvanter Therapie (Kategorien mit dem Präfix „y").

Prognosefaktoren-Gitter – Magenkarzinome

Prognosefaktoren	Tumor-bezogen	Wirt-bezogen	Umwelt-bezogen
Essentiell*	T-Kategorie N-Kategorie M-Kategorie HER2-Status		Residualtumor: R0, R1, R2
Zusätzlich	Tumorlokalisation: Kardia versus distaler Magen Histologischer Typ Gefäßinvasion	Alter	Ausmaß der Resektion
Neu und vielversprechend	Molekulares Profil	Ethnie: Asiatisch versus Nicht-asiatisch	

Quelle: Manual of Clinical Oncology, 9th ed. O'Sullivan B, Brierley J, D'Cruz A, Fey M, Pollock R, Vermorken J, Huang S. Wiley-Blackwell Oxford. 2015.

Literatur

1 Sano T, Coit CD, Roviello F *et al.* for the IGCA Staging project. Proposal of a new stage grouping of gastric cancer for TNM classification: International gastric Cancer Association staging Project. Gastric Cancer 2017; 20:217-225.

Dünndarm
(ICD-O-3 C17)

Regeln zur Klassifikation

Die Klassifikation gilt nur für Karzinome. Histologische Diagnosesicherung ist erforderlich.
Verfahren zur Bestimmung der T-, N- und M-Kategorien sind:

T-Kategorien: Klinische Untersuchung, bildgebende Verfahren, Endoskopie, Biopsie und/oder chirurgische Exploration
N-Kategorien: Klinische Untersuchung, bildgebende Verfahren und/oder chirurgische Exploration
M-Kategorien: Klinische Untersuchung, bildgebende Verfahren und/oder chirurgische Exploration

Anatomische Bezirke

1. Duodenum (C17.0)
2. Jejunum (C17.1)
3. Ileum (C17.2) (ausschließlich Ileozökalklappe C18.0)

Anmerkung
Diese Klassifikation gilt nicht für Karzinome der Ampulla Vateri (siehe Seite 122).

Regionäre Lymphknoten

Regionäre Lymphknoten für das Duodenum sind die duodenopankreatischen, pylorischen, hepatischen (Lymphknoten um Ductus choledochus, am Leberhilus, am Ductus cysticus) und obere mesenteriale Lymphknoten.
Regionäre Lymphknoten für das Ileum und Jejunum sind die mesenterialen einschließlich der oberen mesenterialen Lymphknoten.
Für das terminale Ileum gelten auch die ileokolischen Lymphknoten einschließlich der hinteren zökalen Lymphknoten als regionär.

TNM: Klinische Klassifikation

T – Primärtumor
TX   Primärtumor kann nicht beurteilt werden
T0   Kein Anhalt für Primärtumor
Tis Carcinoma in situ

T1   Tumor infiltriert Lamina propria, Muscularis mucosae oder Submukosa
    T1a   Tumor infiltriert Lamina propria oder Muscularis mucosae
    T1b   Tumor infiltriert Submukosa
T2   Tumor infiltriert Muscularis propria
T3   Tumor infiltriert in die Subserosa oder in das nichtperitonealisierte perimuskuläre Gewebe (Mesenterium oder Retroperitoneum), ohne Perforation des Serosa
T4   Tumor perforiert das viszerale Peritoneum (Serosa) oder infiltriert direkt in andere Organe oder Strukturen (schließt andere Dünndarmschlingen, Mesenterium oder Retroperitoneum oder Bauchwand auf dem Wege über die Serosa ein. Nur beim Duodenum: Infiltration des Pankreas)

Anmerkung
Das nichtperitonealisierte perimuskuläre Gewebe ist für Jejunum und Ileum Teil des Mesenteriums, für das Duodenum in den Anteilen, in denen eine Serosa fehlt, jedoch Teil des Retroperitoneums.

N – Regionäre Lymphknoten
NX   Regionäre Lymphknoten können nicht beurteilt werden
N0   Keine regionären Lymphknotenmetastasen
N1   Metastasen in 1 bis 2 regionären Lymphknoten
N2   Metastasen in 3 oder mehr regionäre Lymphknoten

M – Fernmetastasen
M0   Keine Fernmetastasen
M1   Fernmetastasen

pTNM: Pathologische Klassifikation

Die pT- und pN-Kategorien entsprechen den T- und N-Kategorien. Für pM siehe Seite 12.

pN0 Regionäre Lymphadenektomie und histologische Untersuchung üblicherweise von 6 Lymphknoten.

Wenn die untersuchten Lymphknoten tumorfrei sind, aber die Zahl der üblicherweise untersuchten Lymphknoten nicht erreicht wird, soll pN0 klassifiziert werden und in Klammern die Zahl der untersuchten Lymphknoten hinzugefügt werden.

Anmerkung der Übersetzer

Die Angabe der Zahl der untersuchten Lymphknoten ist in der englischen Fassung nicht vorgesehen, wird aber von der organspezifischen Tumorklassifikation (und den existierenden S3-Leitlinien) empfohlen.

Stadien – Dünndarm

Stadium 0	Tis	N0	M0
Stadium I	T1, T2	N0	M0
Stadium IIA	T3	N0	M0
Stadium IIB	T4	N0	M0
Stadium IIIA	Jedes T	N1	M0
Stadium IIIB	Jedes T	N2	M0
Stadium IV	Jedes T	Jedes N	M1

Appendix
(ICD-O-3 C18.1)

Regeln zur Klassifikation

Diese Klassifikation gilt für Adenokarzinome der Appendix. Neuroendokrine Tumoren werden in einem gesonderten Kapitel behandelt (siehe Seite 134). Histologische Diagnosesicherung und Unterteilung der Karzinome in muzinöse und nichtmuzinöse Adenokarzinome ist erforderlich.
Becherzellkarzinoide (Goblet cell carcinoids) werden wie Karzinome klassifiziert.
Das Grading ist besonders wichtig bei muzinösen Tumoren.
Verfahren zur Bestimmung der T-, N- und M-Kategorien sind:

T-Kategorien: Klinische Untersuchung, bildgebende Verfahren, und/oder chirurgische Exploration
N-Kategorien: Klinische Untersuchung, bildgebende Verfahren und/oder chirurgische Exploration
M-Kategorien: Klinische Untersuchung, bildgebende Verfahren und/oder chirurgische Exploration

Anatomischer Bezirk

Appendix (C18.1)

Regionäre Lymphknoten

Regionäre Lymphknoten sind die ileokolischen Lymphknoten.

TNM: Klinische Klassifikation

T – Primärtumor
TX   Primärtumor kann nicht beurteilt werden
T0   Kein Anhalt für Primärtumor
Tis   Carcinoma in situ: intraepithelial oder Invasion der Lamina propria[1]

Tis (LAMN) Niedriggradige muzinöse Neoplasie der Appendix, begrenzt auf die Appendix (definiert als eine Beteiligung mit azellulärem Muzin oder einem schleimbildenden Epithel, welches sich bis in die Muscularis propria ausdehnen kann).

T1 Tumor infiltriert Submukosa
T2 Tumor infiltriert Muscularis propria
T3 Tumor infiltriert Subserosa oder Mesoappendix
T4 Tumor perforiert viszerales Peritoneum, eingeschlossen muzinöse peritoneale Tumorabsiedlungen oder azelluläres Muzin jenseits der Serosa der Appendix oder Mesoappendix und/oder infiltriert andere Organe/Strukturen[2,3,4]

    T4a Tumor perforiert viszerales Peritoneum, eingeschlossen muzinöse peritoneale Tumorabsiedlungen innerhalb des rechten unteren Quadranten

    T4b Tumor infiltriert (direkt) andere Organe/Strukturen

Anmerkungen

[1] Tis liegt vor, wenn Tumorzellen innerhalb der Basalmembran der Drüsen (intraepithelial) oder in der Lamina propria (intramukös) nachweisbar sind, ohne dass eine Ausbreitung durch die Muscularis mukosae in die Submukosa feststellbar ist.

[2] Eine direkte Ausbreitung schließt die Ausbreitung in andere Segmente auf dem Weg über die Serosa mit ein, z. B. die Invasion des Sigma.

[3] Ein Tumor, der makroskopisch an anderen Organen oder Strukturen adhärent ist, wird makroskopisch als cT4b klassifiziert. Ist bei der histologischen Untersuchung in den Adhäsionen kein Tumorgewebe nachweisbar, soll der Tumor als pT1, pT2 oder pT3 klassifiziert werden.

[4] Eine niedriggradige muzinöse Neoplasie der Appendix (LAMN) mit Beteiligung der Subserosa oder der peritonealen (viszeralen) Oberfläche soll als T3 oder T4a klassifiziert werden.

N – Regionäre Lymphknoten

NX Regionäre Lymphknoten können nicht beurteilt werden
N0 Keine regionären Lymphknotenmetastasen
N1 Metastasen in 1 bis 3 regionären Lymphknoten
    N1a Metastase(n) in 1 regionärem Lymphknoten
    N1b Metastase in 2 bis 3 regionären Lymphknoten

N1c Tumorknötchen (Satelliten) in der Subserosa oder im Mesenterium ohne regionäre Lymphknotenmetastasen
N2 Metastasen in 4 oder mehr regionären Lymphknoten

Anmerkung

Tumorknötchen (Satelliten) sind makroskopische oder mikroskopische Knötchen (mit Krebszellen) im Lymphabflussgebiet eines primären Karzinoms, die diskontinuierlich vom Primärtumor auftreten ohne histologischen Nachweis von Residuen regionärer Lymphknoten oder einer identifizierbaren Gefäßstruktur oder Perineuralscheideninvasion. Wenn eine Gefäßwand in der HE, einer Elastica oder anderen Färbungen identifizierbar ist, sollte dies als Veneninvasion (V1/2) oder Lymphgefäßinvasion (L1) klassifiziert werden. Wenn Nervenstrukturen identifizierbar sind, sollte dies als Pn1 klassifiziert werden.

M – Fernmetastasen

M0 Keine Fernmetastasen
M1 Fernmetastasen
    M1a Nur intraperitoneales Muzin
    M1b Nur intraperitoneale Metastasen, eingeschlossen muzinöse Epithelzellen
    M1c Nicht peritoneale Metastasen

pTNM: Pathologische Klassifikation

Die pT- und pN-Kategorien entsprechen den T- und N-Kategorien. Für pM siehe Seite 12.

pN0 Regionäre Lymphadenektomie und histologische Untersuchung üblicherweise von 12 Lymphknoten.
Wenn die untersuchten Lymphknoten tumorfrei sind, aber die Zahl der üblicherweise untersuchten Lymphknoten nicht erreicht wird, soll pN0 klassifiziert werden und in Klammern die Zahl der untersuchten Lymphknoten hinzugefügt werden.

Anmerkung der Übersetzer

Die Angabe der Zahl der untersuchten Lymphknoten ist in der englischen Fassung nicht vorgesehen, wird aber von der organspezifischen Tumorklassifikation (und den existierenden S3-Leitlinien) empfohlen.

Stadien – Appendixkarzinom

Stadium 0	Tis	N0	M0	
Stadium 0	Tis (LAMN)	N0	M0	
Stadium I	T1, T2	N0	M0	
Stadium IIA	T3	N0	M0	
Stadium IIB	T4a	N0	M0	
Stadium IIC	T4b	N0	M0	
Stadium IIIA	T1, T2	N1	M0	
Stadium IIIB	T3, T4	N1	M0	
Stadium IIIC	Jedes T	N2	M0	
Stadium IVA	Jedes T	Jedes N	M1a	
	Jedes T	Jedes N	M1b	G1
Stadium IVB	Jedes T	Jedes N	M1b	G2, G3, GX
Stadium IVC	Jedes T	Jedes N	M1c	Jeder G

Kolon und Rektum
(ICD-O-3 C18 – C20)

Regeln zur Klassifikation

Die Klassifikation gilt nur für Karzinome. Histologische Diagnosesicherung ist erforderlich.
Verfahren zur Bestimmung der T-, N- und M-Kategorien sind:

T-Kategorien:	Klinische Untersuchung, bildgebende Verfahren, Endoskopie und/oder chirurgische Exploration
N-Kategorien:	Klinische Untersuchung, bildgebende Verfahren und/oder chirurgische Exploration
M-Kategorien:	Klinische Untersuchung, bildgebende Verfahren und/oder chirurgische Exploration

Anatomische Bezirke und Unterbezirke

Kolon (C18)
1. Zoekum (C18.0)
2. Colon ascendens (C18.2)
3. Flexura hepatica (C18.3)
4. Colon transversum (C18.4)
5. Flexura lienalis (C18.5)
6. Colon descendens (C18.6)
7. Colon sigmoideum (C18.7)

Rektosigmoidaler Übergang (C19)
Rektum (C20)

Regionäre Lymphknoten

Für die verschiedenen anatomischen Bezirke und Unterbezirke sind die regionären Lymphknoten wie nachfolgend definiert:

Zoekum	Ileokolische und rechte kolische Lymphknoten

Colon ascendens	Ileokolische, rechte und mittlere kolische Lymphknoten
Flexura hepatica	Rechte und mittlere kolische Lymphknoten
Colon transversum	Rechte, mittlere und linke kolische Lymphknoten und Lymphknoten an A. mesenterica inferior
Flexura lienalis	Mittlere und linke kolische Lymphknoten und Lymphknoten an A. mesenterica inferior
Colon descendens	Linke kolische Lymphknoten und Lymphknoten an A. mesenterica inferior
Colon sigmoideum	Linke kolische und Sigma-Lymphknoten, Lymphknoten an der A. mesenterica inferior, der A. rectalis superior sowie rektosigmoidale Lymphknoten
Rektum	Lymphknoten an Aa. rectalis superior, media und inferior, mesenterica inferior, iliaca interna, mesorektale (pararektale), laterale sakrale und präsakrale Lymphknoten sowie sakrale Lymphknoten am Promontorium (Gerota)

Metastasen in anderen als den angeführten Lymphknoten werden als Fernmetastasen klassifiziert.

TNM: Klinische Klassifikation

T – Primärtumor

TX   Primärtumor kann nicht beurteilt werden
T0   Kein Anhalt für Primärtumor
Tis Carcinoma in situ: Infiltration der Lamina propria[1]

T1   Tumor infiltriert Submukosa
T2   Tumor infiltriert Muscularis propria
T3   Tumor infiltriert durch die Muscularis propria in die Subserosa oder in nicht peritonealisiertes perikolisches oder perirektales Gewebe
T4   Tumor infiltriert direkt in andere Organe oder Strukturen[2,3,4] und/oder perforiert das viszerale Peritoneum
    T4a   Tumor perforiert viszerales Peritoneum
    T4b   Tumor infiltriert direkt in andere Organe oder Strukturen

Anmerkungen

[1] Tis liegt vor, wenn Tumorzellen in der Lamina propria (intramukös) nachweisbar sind, ohne dass eine Ausbreitung durch die Muscularis mukosae in die Submukosa feststellbar ist.

[2] Tumor infiltriert durch das viszerale Peritoneum mit Beteiligung der Oberfläche der Serosa

[3] Direkte Ausbreitung in der Kategorie T4b schließt auch die mikroskopisch bestätigte Infiltration anderer Segmente des Kolorektums auf dem Weg über die Serosa ein, z. B. die Infiltration des Sigma durch ein Zökalkarzinom und für Tumoren in retroperitonealer Lokalisation die direkte Invasion anderer Organe oder Strukturen auf dem Wege der Ausbreitung jenseits der Muscularis propria.

[4] Ein Tumor, der makroskopisch an anderen Organen oder Strukturen adhärent ist, wird als T4 klassifiziert. Ist bei der histologischen Untersuchung in den Adhäsionen kein Tumorgewebe nachweisbar, soll der Tumor in Abhängigkeit von der Tiefe der Wandinfiltration als pT1–T3 klassifiziert werden.

N – Regionäre Lymphknoten

NX Regionäre Lymphknoten können nicht beurteilt werden
N0 Keine regionären Lymphknotenmetastasen
N1 Metastasen in 1 bis 3 regionären Lymphknoten
    N1a Metastase in 1 regionärem Lymphknoten
    N1b Metastasen in 2 bis 3 regionären Lymphknoten
    N1c Tumorknötchen bzw. Satellit(en) im Fettgewebe der Subserosa oder im nichtperitonealisierten perikolischen/perirektalen Fettgewebe ohne regionäre Lymphknotenmetastasen
N2 Metastasen in 4 oder mehr regionären Lymphknoten
    N2a Metastasen in 4 bis 6 regionären Lymphknoten
    N2b Metastasen in 7 oder mehr regionären Lymphknoten

Anmerkung

Tumorknötchen (Satelliten) sind makroskopische oder mikroskopische Knötchen (mit Krebszellen) im Lymphabflussgebiet eines primären Karzinoms, die diskontinuierlich vom Primärtumor auftreten ohne histologischen Nachweis von Residuen regionärer Lymphknoten oder einer identifizierbaren Gefäßstruktur oder Perineuralscheideninvasion. Wenn eine Gefäßwand in der HE, einer Elastica oder anderen Färbungen identifizierbar ist, sollte dies als Veneninvasion (V1/2) oder Lymphgefäßinvasion (L1) klassifiziert werden. Wenn Nervenstrukturen identifizierbar sind sollte dies als Pn1 klassifiziert werden.

Das Vorhandensein von Tumorknötchen ändert nicht die T/pT-Kategorie des Primärtumors. Geändert wird die N/pN-Kategorie in N1c/pN1c, sofern keine regionären Lymphknotenmetastasen vorliegen.

M – Fernmetastasen
M0 Keine Fernmetastasen
M1 Fernmetastasen
    M1a Metastase(n) auf ein Organ beschränkt (Leber, Lunge, Ovar, nichtregionäre Lymphknoten), ohne Peritonealmetastasen
    M1b Metastasen in mehr als einem Organ
    M1c Metastasen im Peritoneum mit/ohne Metastasen in anderen Organen

pTNM: Pathologische Klassifikation

Die pT- und pN-Kategorien entsprechen den T- und N-Kategorien. Für pM siehe Seite 12.

pN0 Regionäre Lymphadenektomie und histologische Untersuchung üblicherweise von 12 Lymphknoten.
Wenn die untersuchten Lymphknoten tumorfrei sind, aber die Zahl der üblicherweise untersuchten Lymphknoten nicht erreicht wird, soll pN0 klassifiziert werden und in Klammern die Zahl der untersuchten Lymphknoten hinzugefügt werden.

Anmerkung der Übersetzer

Die Angabe der Zahl der untersuchten Lymphknoten ist in der englischen Fassung nicht vorgesehen, wird aber von der organspezifischen Tumorklassifikation (und den existierenden S3-Leitlinien) empfohlen.

Stadien – Kolon und Rektum

Stadium	T	N	M
Stadium 0	Tis	N0	M0
Stadium I	T1, T2	N0	M0
Stadium II	T3, T4	N0	M0
Stadium IIa	T3	N0	M0
Stadium IIB	T4a	N0	M0
Stadium IIC	T4b	N0	M0
Stadium III	Jedes T	N1, N2	M0
Stadium IIIA	T1, T2	N1	M0
	T1	N2a	M0
Stadium IIIB	T1, T2	N2b	M0
	T2, T3	N2a	M0
	T3, T4a	N1	M0
Stadium IIIC	T3, T4a	N2b	M0
	T4a	N2a	M0
	T4b	N1, N2	M0
Stadium IV	Jedes T	Jedes N	M1
Stadium IVA	Jedes T	Jedes N	M1a
Stadium IVB	Jedes T	Jedes N	M1b
Stadium IVC	Jedes T	Jedes N	M1c

Prognosefaktoren-Gitter – Kolon und Rektum

Prognosefaktoren	Tumor-bezogen	Wirt-bezogen	Umwelt-bezogen
Essentiell*	T-Kategorie N-Kategorie M-Kategorie Zirkumferentieller Absetzungsrand	Alter	Verfügbarkeit von Screeningprogrammen
Zusätzlich	Lymphgefäßinvasion Veneninvasion Perineurale Invasion Grad Tumorbudding Perforation KRAS MSI BRAF	Ethnie	Sozioökonomischer Status Fallzahl des Zentrums und Erfahrung
Neu und vielversprechend	Molekulares Profil		

Quelle: Manual of Clinical Oncology, 9th ed. O'Sullivan B, Brierley J, D'Cruz A, Fey M, Pollock R, Vermorken J, Huang S. Wiley-Blackwell Oxford. 2015.

Analkanal und perianale Haut
(ICD-O-3 C21.1, 2, ICD-O-3 C44.5)

Der Analkanal erstreckt sich vom Rektum bis zur perianalen Haut (Übergang zur Haare-tragenden Haut). Er ist ausgekleidet mit der Schleimhaut über dem M. sphincter internus, einschließlich Übergangsepithel und Linea dentata. Tumoren des Analrandes und der perianalen Haut innerhalb von 5 cm vom Analrand (ICD-O C44.5) werden wie Karzinome des Analkanals klassifiziert.

Regeln zur Klassifikation

Die Klassifikation gilt nur für Karzinome. Histologische Diagnosesicherung und Unterteilung der Fälle nach histologischem Typ ist erforderlich.
Verfahren zur Bestimmung der T-, N- und M-Kategorien sind:

T-Kategorien: Klinische Untersuchung, bildgebende Verfahren, Endoskopie und/oder chirurgische Exploration
N-Kategorien: Klinische Untersuchung, bildgebende Verfahren und/oder chirurgische Exploration
M-Kategorien: Klinische Untersuchung, bildgebende Verfahren und/oder chirurgische Exploration

Regionäre Lymphknoten

Die regionären Lymphknoten sind die perirektalen und mesorektalen Lymphknoten, die Lymphknoten an den Aa. iliacae internae und externae und die Leistenlymphknoten.

TNM: Klinische Klassifikation

T – Primärtumor
TX Primärtumor kann nicht beurteilt werden
T0 Kein Anhalt für Primärtumor

Tis Carcinoma in situ, Morbus Bowen, hochgradige plattenepitheliale intraepitheliale Neoplasie (HISL), anale intraepitheliale Neoplasie (AIN II – III)

T1 Tumor 2 cm oder weniger in größter Ausdehnung
T2 Tumor mehr als 2 cm, aber nicht mehr als 5 cm in größter Ausdehnung
T3 Tumor mehr als 5 cm in größter Ausdehnung
T4 Tumor jeder Größe mit Infiltration benachbarter Organe, z. B. Vagina, Urethra oder Harnblase

Anmerkung
Direkte Infiltration der Rektumwand, der perirektalen Haut oder Subkutis oder allein der Sphinktermuskulatur wird nicht als T4 klassifiziert.

N – Regionäre Lymphknoten
NX Regionäre Lymphknoten können nicht beurteilt werden
N0 Keine regionären Lymphknotenmetastasen
N1 Metastase(n) in regionären Lymphknoten
    N1a Metastase(n) in inguinalen, mesorektalen Lymphknoten und/oder Lymphknoten der A. iliaca interna
    N1b Metastase(n) in Lymphknoten der A. iliaca externa
    N1c Metastasen in Lymphknoten der A. iliaca externa und Metastasen in inguinalen, mesorektalen Lymphknoten und/oder Lymphknoten der A. iliaca interna

M – Fernmetastasen
M0 Keine Fernmetastasen
M1 Fernmetastasen

pTNM: Pathologische Klassifikation

Die pT- und pN-Kategorien entsprechen den T- und N-Kategorien. Für pM siehe Seite 12.

pN0 Regionäre perirektalpelvine Lymphadenektomie und histologische Untersuchung üblicherweise von 12 oder mehr Lymphknoten und/oder inguinale Lymphadenektomie und histologische Untersuchung üblicherweise von 6 oder mehr Lymphknoten.

Wenn die untersuchten Lymphknoten tumorfrei sind, aber die Zahl der üblicherweise untersuchten Lymphknoten nicht erreicht wird, soll pN0 klassifiziert werden und in Klammern die Zahl der untersuchten Lymphknoten hinzugefügt werden.

Anmerkung der Übersetzer

Die Angabe der Zahl der untersuchten Lymphknoten ist in der englischen Fassung nicht vorgesehen, wird aber von der organspezifischen Tumorklassifikation (und den existierenden S3-Leitlinien) empfohlen.

Stadien – Analkanal und perianale Haut

Stadium 0	Tis	N0	M0
Stadium I	T1	N0	M0
Stadium IIA	T2	N0	M0
Stadium IIB	T3	N0	M0
Stadium IIIA	T1, T2	N1	M0
Stadium IIIB	T4	N0	M0
Stadium IIIC	T3, T4	N1	M0
Stadium IV	Jedes T	Jedes N	M1

Prognosefaktoren-Gitter – Analkanalkarzinome

Prognosefaktoren	Tumor-bezogen	Wirt-bezogen	Umwelt-bezogen
Essentiell*	T-Kategorie N-Kategorie M-Kategorie	Alter Männliches Geschlecht	Zigarettenrauchen Schlechte soziale Situation
Zusätzlich	Hautulzeration Spinkterinvasion Primärtumor > 5 cm	Immunsuppression Langzeitkortikosteroide HIV	
Neu und vielversprechend	Plattenepithelkarzinom-Antigen (SCCAg)	Begleitende Herpes-Simplexvirus-Infektion Hämoglobingehalt	

Quelle: Manual of Clinical Oncology, 9th ed. O'Sullivan B, Brierley J, D'Cruz A, Fey M, Pollock R, Vermorken J, Huang S. Wiley-Blackwell Oxford. 2015.

Leber
(ICD-O-3 C 22.0)

Regeln zur Klassifikation

Die Klassifikation gilt für hepatozelluläre Karzinome. Cholangio-(intrahepatische Gallengangs-)karzinome haben eine eigene Klassifikation (siehe Seite 111).
Histologische Diagnosesicherung ist erforderlich
Verfahren zur Bestimmung der T-, N- und M-Kategorien sind:

T-Kategorien:	Klinische Untersuchung, bildgebende Verfahren und/oder chirurgische Exploration
N-Kategorien:	Klinische Untersuchung, bildgebende Verfahren und/oder chirurgische Exploration
M-Kategorien:	Klinische Untersuchung, bildgebende Verfahren und/oder chirurgische Exploration

Anmerkung

Das Vorhandensein einer Zirrhose ist zwar ein wichtiger prognostischer Faktor, aber eine unabhängige prognostische Variable, die die TNM-Klassifikation nicht beeinflusst.

Anatomische Unterbezirke

Leber (C22.0)

Regionäre Lymphknoten

Die regionären Lymphknoten sind die des Leberhilus, die hepatischen (entlang der A. hepatica propria), die periportalen (entlang der V. portae) und diejenigen entlang der abdominalen V. cava inferior und die Lymphknoten unterhalb des Zwerchfells („inferior phrenic nodes").

TNM: Klinische Klassifikation

T – Primärtumor

TX Primärtumor kann nicht beurteilt werden
T0 Kein Anhalt für Primärtumor
T1a Solitärer Tumor 2 cm oder weniger in größter Ausdehnung mit/ohne Gefäßinvasion
T1b Solitärer Tumor mehr als 2 cm in größter Ausdehnung ohne Gefäßinvasion
T2 Solitärer Tumor mit Gefäßinvasion mehr als 2 cm in größter Ausdehnung *oder* multiple Tumoren, keiner mehr als 5 cm in größter Ausdehnung
T3 Multiple Tumoren mehr als 5 cm in größter Ausdehnung
T4 Tumor(en) mit Beteiligung größerer Äste der Portalvenen oder Lebervenen, direkte Invasion von Nachbarorganen (eingeschlossen Zwerchfell), ausgenommen Gallenblase *oder* Tumor(en) mit Perforation des viszeralen Peritoneums

N – Regionäre Lymphknoten

NX Regionäre Lymphknoten können nicht beurteilt werden
N0 Keine regionären Lymphknotenmetastasen
N1 Regionäre Lymphknotenmetastasen

M – Fernmetastasen

M0 Keine Fernmetastasen
M1 Fernmetastasen

pTNM: Pathologische Klassifikation

Die pT- und pN-Kategorien entsprechen den T- und N-Kategorien. Für pM siehe Seite 12.

pN0 Regionäre Lymphadenektomie und histologische Untersuchung üblicherweise von 3 oder mehr Lymphknoten.

Wenn die untersuchten Lymphknoten tumorfrei sind, aber die Zahl der üblicherweise untersuchten Lymphknoten nicht erreicht wird, soll pN0 klassifiziert werden und in Klammern die Zahl der untersuchten Lymphknoten hinzugefügt werden.

Anmerkung der Übersetzer
Die Angabe der Zahl der untersuchten Lymphknoten ist in der englischen Fassung nicht vorgesehen, wird aber von der organspezifischen Tumorklassifikation (und den existierenden S3-Leitlinien) empfohlen.

Stadien – HCC

Stadium IA	T1a	N0	M0
Stadium IB	T1b	N0	M0
Stadium II	T2	N0	M0
Stadium IIIA	T3	N0	M0
Stadium IIIB	T4	N0	M0
Stadium IVA	Jedes T	N1	M0
Stadium IVB	Jedes T	Jedes N	M1

Prognosefaktoren-Gitter – HCC

Prognosefaktoren	Tumor-bezogen	Wirt-bezogen	Umwelt-bezogen
Essentiell*	Makroskopische Gefäßinvasion[a)] Mikroskopische Gefäßinvasion[a)] Größe > 5 cm Multiple vs. einzelne Knoten Tumordifferenzierung	Fibrose der Leber Tumorwachstumsrate Allgemeinzustand bei Diagnose Leberfunktion Ausmaß des Portalvenendrucks	Behandlungsfaktoren: Residualtumor: R0, R1, R2 Residualtumor nach Ablationtherapie
Zusätzlich	AFP-Wert DCP/PIVK-II-Wert	Hepatitis-Aktivität	
Neu und vielversprechend	5-Gene-Score (genetisches Profil) Krebsstammzellmarker Zirkulierende Mikro-RNA DNA Zirkulierende Tumorzellen	IGF-1 kombiniert mit CLIP Regulatorische T-Zellen C-reaktives Protein (CRP) Interleukin-10 (IL-10) VEGF Neutrophilen-Lymphozyten-Ratio Mangan-Superoxid-Dismutase (MnSOD)	

a) Dominanter prognotischer Faktor in resezierten/transplantierten Patienten.

CLIP = Cancer of the Liver Italien Programm.

Quelle: Manual of Clinical Oncology, 9th ed. O'Sullivan B, Brierley J, D'Cruz A, Fey M, Pollock R, Vermorken J, Huang S. Wiley-Blackwell Oxford. 2015.

Intrahepatische Gallengänge
(ICD-O-3 C22.1)

Regeln zur Klassifikation

Die Klassifikation gilt für intrahepatische Cholangiokarzinome, cholangiozelluläre Karzinome und gemischte hepatozelluläre und Cholangiokarzinome.
Histologische Diagnosesicherung und Unterteilung der Fälle nach histologischem Typ ist erforderlich.
Verfahren zur Bestimmung der T-, N- und M-Kategorien sind:

T-Kategorien: Klinische Untersuchung, bildgebende Verfahren und/oder chirurgische Exploration
N-Kategorien: Klinische Untersuchung, bildgebende Verfahren und/oder chirurgische Exploration
M-Kategorien: Klinische Untersuchung, bildgebende Verfahren und/oder chirurgische Exploration

Regionäre Lymphknoten

Für die rechte Leberseite sind die regionären Lymphknoten die hilären (entlang des Ductus choledochus, der A. hepatica communis, der V. portae und des Ductus cysticus), periduodenalen und peripankreatischen Lymphknoten.
Für die linke Leberseite sind die regionären Lymphknoten die hilären und die gastrohepatischen Lymphknoten.
Für die intrahepatischen Cholangiokarzinome werden Metastasen in den zöliakalen und/oder paraaortalen und paracavalen Lymphknoten als Fernmetastasen (M1) klassifiziert.

TNM: Klinische Klassifikation

T – Primärtumor
TX   Primärtumor kann nicht beurteilt werden
T0   Kein Anhalt für Primärtumor
Tis Carcinoma *in situ* (intraduktaler Tumor)

T1a Solitärer Tumor 5 cm oder weniger in größter Ausdehnung ohne Gefäßinvasion
T1b Solitärer Tumor mehr als 5 cm in größter Ausdehnung ohne Gefäßinvasion
T2 Solitärer Tumor mit intrahepatischer Gefäßinvasion *oder* multiple Tumoren mit oder ohne Gefäßinvasion
T3 Tumor(en) mit Perforation des viszeralen Peritoneums
T4 Tumor mit direkter Invasion extrahepatischer Strukturen

N – Regionäre Lymphknoten
NX Regionäre Lymphknoten können nicht beurteilt werden
N0 Keine regionären Lymphknotenmetastasen
N1 Regionäre Lymphknotenmetastasen

M – Fernmetastasen
M0 Keine Fernmetastasen
M1 Fernmetastasen

pTNM: Pathologische Klassifikation

Die pT- und pN-Kategorien entsprechen den T- und N-Kategorien. Für pM siehe Seite 12.

pN0 Regionäre Lymphadenektomie und histologische Untersuchung üblicherweise von 6 oder mehr Lymphknoten.
Wenn die untersuchten Lymphknoten tumorfrei sind, aber die Zahl der üblicherweise untersuchten Lymphknoten nicht erreicht wird, soll pN0 klassifiziert werden und in Klammern die Zahl der untersuchten Lymphknoten hinzugefügt werden.

Anmerkung der Übersetzer
Die Angabe der Zahl der untersuchten Lymphknoten ist in der englischen Fassung nicht vorgesehen, wird aber von der organspezifischen Tumorklassifikation (und den existierenden S3-Leitlinien) empfohlen.

Stadien – Intrahepatische Gallengänge

Stadium 0	Tis	N0	M0
Stadium I	T1	N0	M0
Stadium IA	T1a	N0	M0
Stadium IB	T1b	N0	M0
Stadium II	T2	N0	M0
Stadium IIIA	T3	N0	M0
Stadium IIIB	T4	N0	M0
	Jedes T	N1	M0
Stadium IV	Jedes T	Jedes N	M1

Gallenblase und Ductus cysticus
(ICD-O-3 C23.9 und 24.0)

Regeln zur Klassifikation

Die Klassifikation gilt nur für Karzinome der Gallenblase und des Ductus cysticus. Histologische Diagnosesicherung und Unterscheidung nach Lokalisation ist erforderlich.
Verfahren zur Bestimmung der T-, N- und M-Kategorien sind:

T-Kategorien: Klinische Untersuchung, bildgebende Verfahren und/oder chirurgische Exploration
N-Kategorien: Klinische Untersuchung, bildgebende Verfahren und/oder chirurgische Exploration
M-Kategorien: Klinische Untersuchung, bildgebende Verfahren und/oder chirurgische Exploration

Regionäre Lymphknoten

Die regionären Lymphknoten sind die hilären Lymphknoten (entlang des Ductus choledochus, der A. hepatica, der V. portae und des Ductus cysticus) sowie die zöliakalen Lymphknoten und die entlang der A. mesenterica superior.

TNM: Klinische Klassifikation

T – Primärtumor
TX Primärtumor kann nicht beurteilt werden
T0 Kein Anhalt für Primärtumor
Tis Carcinoma in situ

T1 Tumor infiltriert Schleimhaut oder muskuläre Wandschicht
  T1a Tumor infiltriert Schleimhaut
  T1b Tumor infiltriert muskuläre Wandschicht

Gallenblase und Ductus cysticus | 115

T2 Tumor infiltriert perimuskuläres Bindegewebe, aber keine Ausbreitung jenseits der Serosa oder in die Leber
    T2a Tumor infiltriert perimuskuläres Bindegewebe auf der peritonealen Seite, aber keine Ausbreitung jenseits der Serosa
    T2b Tumor infiltriert perimuskuläres Bindegewebe auf der Leberseite, aber keine Ausbreitung in die Leber
T3 Tumor perforiert Serosa (viszerales Peritoneum) und/oder infiltriert direkt die Leber und/oder ein(e) Nachbarorgan/-struktur, z. B. Magen, Duodenum, Kolon, Pankreas, Netz, extrahepatische Gallengänge
T4 Tumor infiltriert Stamm der V. portae oder A. hepatica *oder* infiltriert 2 oder mehr Nachbarorgane/-strukturen

N – Regionäre Lymphknoten

NX Regionäre Lymphknoten können nicht beurteilt werden
N0 Keine regionären Lymphknotenmetastasen
N1 Metastasen in 1 bis 3 regionären Lymphknoten
N2 Metastasen in 4 oder mehr regionären Lymphknoten

M – Fernmetastasen

M0 Keine Fernmetastasen
M1 Fernmetastasen

pTNM: Pathologische Klassifikation

Die pT- und pN-Kategorien entsprechen den T- und N-Kategorien. Für pM siehe Seite 12.

pN0 Regionäre Lymphadenektomie und histologische Untersuchung üblicherweise von 6 oder mehr Lymphknoten.
Wenn die untersuchten Lymphknoten tumorfrei sind, aber die Zahl der üblicherweise untersuchten Lymphknoten nicht erreicht wird, soll pN0 klassifiziert werden und in Klammern die Zahl der untersuchten Lymphknoten hinzugefügt werden.

Tumoren des Verdauungstraktes

Anmerkung der Übersetzer

Die Angabe der Zahl der untersuchten Lymphknoten ist in der englischen Fassung nicht vorgesehen, wird aber von der organspezifischen Tumorklassifikation (und den existierenden S3-Leitlinien) empfohlen.

Stadien – Gallenblase

Stadium 0	Tis	N0	M0
Stadium IA	T1a	N0	M0
Stadium IB	T1b	N0	M0
Stadium IIA	T2a	N0	M0
Stadium IIB	T2b	N0	M0
Stadium IIIA	T3	N0	M0
Stadium IIIB	T1, T2, T3	N1	M0
Stadium IVA	T4	N0, N1	M0
Stadium IVB	Jedes T	N2	M0
	Jedes T	Jedes N	M1

Prognosefaktoren-Gitter für Karzinome des biliären Traktes

Prognosefaktoren	Tumor-bezogen	Wirt-bezogen	Umwelt-bezogen
Essentiell*	Resektabilität	ECOG-Status	Residualtumor: R0, R1, R2
Zusätzlich	Lymphknoten-metastasen		
Neu und vielversprechend	FGFR2-Mutationen Genexpressionsprofile		

Quelle: Manual of Clinical Oncology, 9th ed. O'Sullivan B, Brierley J, D'Cruz A, Fey M, Pollock R, Vermorken J, Huang S. Wiley-Blackwell Oxford. 2015.

Perihiläre Gallengänge
(ICD-O-3 C24.0)

Regeln zur Klassifikation

Die Klassifikation gilt für Karzinome der extrahepatischen Gallengänge in perihilärer Lokalisation (sog. Klatskintumoren) eingeschlossen Tumoren des Ductus hepaticus dexter, sinister und communis.
Verfahren zur Bestimmung der T-, N- und M-Kategorien sind:

T-Kategorien: Klinische Untersuchung, bildgebende Verfahren und/oder chirurgische Exploration
N-Kategorien: Klinische Untersuchung, bildgebende Verfahren und/oder chirurgische Exploration
M-Kategorien: Klinische Untersuchung, bildgebende Verfahren und/oder chirurgische Exploration

Anatomische Bezirke und Unterbezirke

Perihiläre Cholangiokarzinome sind in den extrahepatischen Gallengängen proximal bis zur Einmündung des Ductus cysticus lokalisiert.

Regionäre Lymphknoten

Die regionären Lymphknoten sind die hilären und die pericholedochalen Lymphknoten im Ligamentum hepatoduodenale.

TNM: Klinische Klassifikation

T – Primärtumor
TX   Primärtumor kann nicht beurteilt werden
T0   Kein Anhalt für Primärtumor
Tis   Carcinoma in situ

T1   Tumor auf Gallengang beschränkt mit Ausdehnung bis in die muskuläre Wandschicht oder die fibröse Schicht

T2a Tumor infiltriert jenseits des Gallenganges in das benachbarte Weichgewebe
T2b Tumor infiltriert das benachbarte Leberparenchym
T3 Tumor infiltriert unilaterale Äste der V. portae oder A. hepatica
T4 Tumor infiltriert den Hauptast der V. portae oder bilaterale Äste; *oder* die A. hepatica communis oder Äste 2. Ordnung bilateral; *oder* unilaterale Äste 2. Ordnung des Gallenganges mit Infiltration von kontralateralen Ästen der V. portae oder A. hepatica

N – Regionäre Lymphknoten
NX Regionäre Lymphknoten können nicht beurteilt werden
N0 Keine regionären Lymphknotenmetastasen
N1 Metastasen in 1 bis 3 regionären Lymphknoten
N2 Metastasen in 4 oder mehr regionären Lymphknoten

M – Fernmetastasen
M0 Keine Fernmetastasen
M1 Fernmetastasen

pTNM: Pathologische Klassifikation

Die pT- und pN-Kategorien entsprechen den T- und N-Kategorien. Für pM siehe Seite 12.

pN0 Regionäre Lymphadenektomie und histologische Untersuchung üblicherweise von 15 oder mehr Lymphknoten.
Wenn die untersuchten Lymphknoten tumorfrei sind, aber die Zahl der üblicherweise untersuchten Lymphknoten nicht erreicht wird, soll pN0 klassifiziert werden und in Klammern die Zahl der untersuchten Lymphknoten hinzugefügt werden.

Anmerkung der Übersetzer
Die Angabe der Zahl der untersuchten Lymphknoten ist in der englischen Fassung nicht vorgesehen, wird aber von der organspezifischen Tumorklassifikation (und den existierenden S3-Leitlinien) empfohlen.

Stadien – Perihiläre Gallengänge

Stadium 0	Tis	N0	M0
Stadium I	T1	N0	M0
Stadium II	T2a, T2b	N0	M0
Stadium IIIA	T3	N0	M0
Stadium IIIB	T4	N0	M0
Stadium IIIC	Jedes T	N1	M0
Stadium IVA	Jedes T	N2	M0
Stadium IVB	Jedes T	Jedes N	M1

Distale extrahepatische Gallengänge
(ICD-O-3 C24.0)

Regeln zur Klassifikation

Die Klassifikation gilt für Karzinome der extrahepatischen Gallengänge, die distal der Einmündung des Ductus cysticus lokalisiert sind.
Karzinome des Ductus cysticus werden unter den Gallenblasenkarzinomen klassifiziert.
Verfahren zur Bestimmung der T-, N- und M-Kategorien sind:

T-Kategorien: Klinische Untersuchung, bildgebende Verfahren und/oder chirurgische Exploration
N-Kategorien: Klinische Untersuchung, bildgebende Verfahren und/oder chirurgische Exploration
M-Kategorien: Klinische Untersuchung, bildgebende Verfahren und/oder chirurgische Exploration

Regionäre Lymphknoten

Die regionären Lymphknoten sind die entlang des Ductus choledochus, der A. hepatica, die in Richtung des Truncus coeliacus, die anterioren und posterioren pankreaticoduodenalen, die entlang der V. mesenterica sup. und die der A. mesenterica superior.

TNM: Klinische Klassifikation

T – Primärtumor

TX   Primärtumor kann nicht beurteilt werden
T0   Kein Anhalt für Primärtumor
Tis   Carcinoma in situ

T1   Tumor infiltriert die Wand des Gallengangs bis weniger als 5 mm
T2   Tumor infiltriert die Wand des Gallengangs 5 mm aber nicht mehr als 12 mm
T3   Tumor infiltriert die Wand des Gallenganges mehr als 12 mm

| T4 | Tumor infiltriert Truncus coeliacus, die A. mesenterica sup. und/oder die A. hepatica communis |

N – Regionäre Lymphknoten

NX	Regionäre Lymphknoten können nicht beurteilt werden
N0	Keine regionären Lymphknotenmetastasen
N1	Metastasen in 1 bis 3 regionären Lymphknoten
N2	Metastasen in 4 oder mehr regionären Lymphknoten

M – Fernmetastasen

| M0 | Keine Fernmetastasen |
| M1 | Fernmetastasen |

pTNM: Pathologische Klassifikation

Die pT- und pN-Kategorien entsprechen den T- und N-Kategorien. Für pM siehe Seite 12.

| pN0 | Regionäre Lymphadenektomie und histologische Untersuchung üblicherweise von 12 oder mehr Lymphknoten. |

Wenn die untersuchten Lymphknoten tumorfrei sind, aber die Zahl der üblicherweise untersuchten Lymphknoten nicht erreicht wird, soll pN0 klassifiziert werden und in Klammern die Zahl der untersuchten Lymphknoten hinzugefügt werden.

Anmerkung der Übersetzer

Die Angabe der Zahl der untersuchten Lymphknoten ist in der englischen Fassung nicht vorgesehen, wird aber von der organspezifischen Tumorklassifikation (und den existierenden S3-Leitlinien) empfohlen.

Stadien – Distale extrahepatische Gallengänge

Stadium 0	Tis	N0	M0
Stadium I	T1	N0	M0
Stadium IIA	T1	N1	M0
	T2	N0	M0
Stadium IIB	T2	N1	M0
	T3	N0, N1	M0
Stadium IIIA	T1, T2, T3	N2	M0
Stadium IIIB	T4	Jedes N	M0
Stadium IV	Jedes T	Jedes N	M1

Prognosefaktoren-Gitter Gallengänge und Gallenblase

Prognosefaktoren-Gitter für Karzinome des biliären Traktes und der Gallenblase

Prognosefaktoren	Tumor-bezogen	Wirt-bezogen	Umwelt-bezogen
Essentiell*	Resektabilität	ECOG-Status	Residualtumor: R0, R1, R2
Zusätzlich	Lymphknotenmetastasen		
Neu und vielversprechend	FGFR2-Mutationen Genexpressionsprofile		

Quelle: Manual of Clinical Oncology, 9th ed. O'Sullivan B, Brierley J, D'Cruz A, Fey M, Pollock R, Vermorken J, Huang S. Wiley-Blackwell Oxford. 2015.

Ampulla Vateri
(ICD-O-3 C24.1)

Regeln zur Klassifikation

Die Klassifikation gilt nur für Karzinome. Histologische Diagnosesicherung ist erforderlich.
Verfahren zur Bestimmung der T-, N- und M-Kategorien sind:

T-Kategorien:	Klinische Untersuchung, bildgebende Verfahren und/oder chirurgische Exploration
N-Kategorien:	Klinische Untersuchung, bildgebende Verfahren und/oder chirurgische Exploration
M-Kategorien:	Klinische Untersuchung, bildgebende Verfahren und/oder chirurgische Exploration

Regionäre Lymphknoten

Die regionären Lymphknoten entsprechen denen des Pankreaskopfes und sind: die Lymphknoten des Ductus choledochus, der Arteria hepatica communis, der Portalvene sowie die pylorischen, infrapylorischen und subpylorischen, proximale mesenteriale, zöliakale, posteriore und anteriore pankreaticoduodenale und die Lymphknoten entlang der Vena mesenterica superior sowie die Lymphknoten entlang der rechten lateralen Wand der Arteria mesenterica superior.

Anmerkung

Die Lymphknoten des Milzhilus und jene am Schwanz des Pankreas sind nicht regionär; Metastasen in diesen Lymphknoten werden als Fernmetastasen (M1) klassifiziert.

TNM: Klinische Klassifikation

T – Primärtumor
TX	Primärtumor kann nicht beurteilt werden
T0	Kein Anhalt für Primärtumor
Tis	Carcinoma in situ

T1a Tumor begrenzt auf die Ampulla Vateri oder den Oddi-Sphinkter
T1b Tumor infiltriert jenseits des Oddi-Sphinkter (perisphinkterische Invasion) und/oder in die Submucosa des Duodenum
T2 Tumor infiltriert in die Muscularis propria des Duodenum
T3 Tumor infiltriert in Pankreas oder peripankreatisches Weichgewebe
 T3a Tumor infiltriert bis zu 0,5 cm in das Pankreas
 T3b Tumor infiltriert mehr als 0,5 cm in das Pankreas oder infiltriert das peripankreatische Weichgewebe oder die Serosa des Duodenums ohne Beteiligung des Truncus coeliacus oder der A. mes. superior
T4 Tumor mit einer Beteiligung der Gefäßwände des Truncus coeliacus oder der A. mes. sup., oder A. hepatica communis

N – Regionäre Lymphknoten

NX Regionäre Lymphknoten können nicht beurteilt werden
N0 Keine regionären Lymphknotenmetastasen
N1 Metastasen in 1 bis 3 regionären Lymphknoten
N2 Metastasen in 4 oder mehr regionären Lymphknoten

M – Fernmetastasen

M0 Keine Fernmetastasen
M1 Fernmetastasen

pTNM: Pathologische Klassifikation

Die pT- und pN-Kategorien entsprechen den T- und N-Kategorien. Für pM siehe Seite 12.

pN0 Regionäre Lymphadenektomie und histologische Untersuchung üblicherweise von 12 oder mehr Lymphknoten.
Wenn die untersuchten Lymphknoten tumorfrei sind, aber die Zahl der üblicherweise untersuchten Lymphknoten nicht erreicht wird, soll pN0 klassifiziert werden und in Klammern die Zahl der untersuchten Lymphknoten hinzugefügt werden.

Anmerkung der Übersetzer
Die Angabe der Zahl der untersuchten Lymphknoten ist in der englischen Fassung nicht vorgesehen, wird aber von der organspezifischen Tumorklassifikation (und den existierenden S3-Leitlinien) empfohlen.

Stadien – Ampulla Vateri

Stadium 0	Tis	N0	M0
Stadium IA	T1a	N0	M0
Stadium IB	T1b, T2	N0	M0
Stadium IIA	T3a	N0	M0
Stadium IIB	T3b	N0	M0
Stadium IIIA	T1a, T1b, T2, T3	N1	M0
Stadium IIIB	Jedes T	N2	M0
	T4	Jedes N	M0
Stadium IV	Jedes T	Jedes N	M1

Pankreas
(ICD-O-3 C25)

Regeln zur Klassifikation

Die Klassifikation gilt für Karzinome des exokrinen Pankreas. Histologische oder zytologische Diagnosesicherung ist erforderlich.
Verfahren zur Bestimmung der T-, N- und M-Kategorien sind:

T-Kategorien: Klinische Untersuchung, bildgebende Verfahren und/oder chirurgische Exploration
N-Kategorien: Klinische Untersuchung, bildgebende Verfahren und/oder chirurgische Exploration
M-Kategorien: Klinische Untersuchung, bildgebende Verfahren und/oder chirurgische Exploration

Anatomische Unterbezirke

C25.0 Pankreaskopf[1]
C25.1 Pankreaskörper[2]
C25.2 Pankreasschwanz[3]
C25.3 Pankreasgang

Anmerkungen

[1] Tumoren des Pankreaskopfes sind jene, die rechts vom linken Rand der V. mesenterica superior entstehen. Der Processus uncinatus wird als Teil des Pankreaskopfes betrachtet.
[2] Tumoren des Pankreaskörpers sind jene, die zwischen linkem Rand der V. mesenterica superior und linkem Rand der Aorta entstehen.
[3] Tumoren des Pankreasschwanzes sind jene, welche zwischen linkem Rand der Aorta und Milzhilus entstehen.

Regionäre Lymphknoten

Die regionären Lymphknoten für Tumoren von Pankreaskopf sind die Lymphknoten des Ductus choledochus, der Arteria hepatica communis, der Portalvene sowie die pylorischen, infrapylorischen und subpylori-

schen, proximale mesenteriale, zöliakale, posteriore und anteriore pankreaticoduodenale und die Lymphknoten entlang der Vena mesenterica superior sowie die Lymphknoten entlang der rechten lateralen Wand der Arteria mesenterica superior.
Die regionären Lymphknoten für Tumoren des Körper und Schwanzes sind die Lymphknoten entlang der Arteria hepatica communis, die zöliakalen, die entlang der Milzarterie und des Milzhilus sowie die retroperitonealen Lymphknoten und die lateralen aortalen Lymphknoten.

TNM: Klinische Klassifikation

T – Primärtumor
TX Primärtumor kann nicht beurteilt werden
T0 Kein Anhalt für Primärtumor
Tis Carcinoma in situ[1]

T1 Tumor 2 cm oder weniger in größter Ausdehnung
    T1a Tumor 0,5 cm oder weniger in größter Ausdehnung[2]
    T1b Tumor mehr als 0,5 cm aber nicht mehr als 1 cm in größter Ausdehnung[2]
    T1c Tumor mehr als 1 cm aber nicht mehr als 2 cm in größter Ausdehnung[2]
T2 Tumor mehr als 2 cm aber nicht mehr als 4 cm in größter Ausdehnung[2]
T3 Tumor mehr als 4 cm in größter Ausdehnung[2]
T4 Tumor infiltriert Truncus coeliacus, A. mesenterica superior und/oder A. hepatica communis

Anmerkung
[1] Tis schließt auch Läsionen nach der „PanIN-III" Klassifikation ein.
[2] Schließt Invasion des peripankreatischen Weichgewebes mit ein.

N – Regionäre Lymphknoten
NX Regionäre Lymphknoten können nicht beurteilt werden
N0 Keine regionären Lymphknotenmetastasen
N1 Metastasen in 1 bis 3 regionären Lymphknoten
N2 Metastasen in 4 oder mehr regionären Lymphknoten

M – Fernmetastasen

M0 Keine Fernmetastasen
M1 Fernmetastasen

pTNM: Pathologische Klassifikation

Die pT- und pN-Kategorien entsprechen den T- und N-Kategorien. Für pM siehe Seite 12.

pN0 Regionäre Lymphadenektomie und histologische Untersuchung üblicherweise von 12 oder mehr Lymphknoten.
Wenn die untersuchten Lymphknoten tumorfrei sind, aber die Zahl der üblicherweise untersuchten Lymphknoten nicht erreicht wird, soll pN0 klassifiziert werden und in Klammern die Zahl der untersuchten Lymphknoten hinzugefügt werden.

Anmerkung der Übersetzer

Die Angabe der Zahl der untersuchten Lymphknoten ist in der englischen Fassung nicht vorgesehen, wird aber von der organspezifischen Tumorklassifikation (und den existierenden S3-Leitlinien) empfohlen.

Stadien – Pankreas

Stadium 0	Tis	N0	M0
Stadium IA	T1	N0	M0
Stadium IB	T2	N0	M0
Stadium IIA	T3	N0	M0
Stadium IIB	T1, T2, T3	N1	M0
Stadium III	T1, T2, T3	N2	M0
	T4	Jedes N	M0
Stadium IV	Jedes T	Jedes N	M1

Prognosefaktoren-Gitter – Pankreas

Prognosefaktoren	Tumor-bezogen	Wirt-bezogen	Umwelt-bezogen
Essentiell*	Fernmetastasen	ECOG-Status	R-Klassifikation: R0, R1, R2
Zusätzlich	Lymphknotenmetastasen	Postoperative Morbidität	Adjuvante Therapie
Neu und vielversprechend	hENT1-Expression	Modifizierter Glasgow-Prognosescore C-reaktives Protein Albumin Neutrophilen-Lymphozyten-Verhältnis (NLR)	Pathologisch nachweisbare Response auf neoadjuvante Therapien

Quelle: Manual of Clinical Oncology, 9th ed. O'Sullivan B, Brierley J, D'Cruz A, Fey M, Pollock R, Vermorken J, Huang S. Wiley-Blackwell Oxford. 2015.

Gut differenzierte neuroendokrine Tumoren des Gastrointestinaltraktes

Regeln zur Klassifikation

Diese Klassifikation gilt für gut differenzierte neuroendokrine Tumoren (Karzinoide und atypische Karzinoide) des Gastrointestinaltraktes, eingeschlossen das Pankreas.

Neuroendokrine/endokrine Tumoren der Lunge werden analog der Kriterien für Lungenkarzinome klassifiziert. Merkelzellkarzinome der Haut haben eine eigene Klassifikation.

Schlecht differenzierte neuroendokrine Karzinome sind ausgeschlossen und werden nach den Kriterien der Klassifikationen für Karzinome der jeweiligen Lokalisation klassifiziert.

G: Histopathologisches Grading

Das nachfolgende Gradingschema wurde für gastrointestinale neuroendokrine Tumoren (Karzinoide) vorgeschlagen:

Grad	Mitosezahl (pro 10 HPF)[1]	Ki-67-Index (%)[2]
G1	< 2	≤ 2
G2	2–20	3–20
G3	> 20	> 20

Anmerkungen

[1] 10 HPF: high power field = 2 mm², wenigstens 40 Felder (bei 40× Vergrößerung) ausgewertet in der Region höchster Mitosedichte.

[2] MIB1 Antikörper; % von 500–2000 Tumorzellen in der Region höchster Kernanfärbung.

Gut differenzierte neuroendokrine Tumoren (G1 und G2) des Magens, Dünndarms, Appendix, Kolon und Rektum

Regionäre Lymphknoten

Die regionären Lymphknoten entsprechen der jeweiligen Klassifikation der entsprechenden Karzinome.

TNM: Klinische Klassifikation (Magen)

T – Primärtumor
TX Primärtumor kann nicht beurteilt werden
T0 Kein Anhalt für Primärtumor
T1 Tumor auf die Mukosa oder Submukosa beschränkt und 1 cm oder weniger in größter Ausdehnung
T2 Tumor infiltriert Muscularis propria *oder* misst mehr als 1 cm in der größten Ausdehnung
T3 Tumor infiltriert Subserosa
T4 Tumor perforiert viszerales Peritoneum (Serosa) *oder* infiltriert andere Organe/Strukturen

Anmerkung
Für jedes T ist bei multiplen Tumoren (m) hinzuzufügen.

N – Regionäre Lymphknoten
NX Regionäre Lymphknoten können nicht beurteilt werden
N0 Keine regionären Lymphknotenmetastasen
N1 Regionäre Lymphknotenmetastasen

M – Fernmetastasen
M0 Keine Fernmetastasen
M1 Fernmetastasen
    M1a Metastase(n) auf Leber beschränkt
    M1b nur extrahepatische Metastase(n)
    M1c Hepatische und extrahepatische Metastasen

Stadien – Neuroendokrine Tumoren des Magens

Stadium I	T1	N0	M0
Stadium II	T2, T3	N0	M0
Stadium III	T4	N0	M0
	Jedes T	N1	M0
Stadium IV	Jedes T	Jedes N	M1, M1a, M1b, M1c

TNM: Klinische Klassifikation (Duodenum/Ampulle)

T – Primärtumor

TX   Primärtumor kann nicht beurteilt werden
T0   Kein Anhalt für Primärtumor
T1   **Duodenum:** Tumor auf die Mukosa oder Submukosa beschränkt und 1 cm oder weniger in größter Ausdehnung
     Ampulle: Tumor 1 cm oder weniger in größter Ausdehnung und auf den Oddi-Sphincter begrenzt
T2   **Duodenum:** Tumor infiltriert Muscularis propria *oder* mehr als 1 cm in größter Ausdehnung
     Ampulle: Tumor infiltriert durch den Spincter in die Submucosa oder die Muscularis propria des Duodenum, *oder* mehr als 1 cm in größter Ausdehnung
T3   Tumor infiltriert das Pankreas oder peripankreatisches Weichgewebe
T4   Tumor perforiert viszerales Peritoneum (Serosa) *oder* infiltriert andere Organe

Anmerkungen

Für jedes T ist bei multiplen Tumoren (m) hinzuzufügen.

N – Regionäre Lymphknoten

NX   Regionäre Lymphknoten können nicht beurteilt werden
N0   Keine regionären Lymphknotenmetastasen
N1   Regionäre Lymphknotenmetastasen

M – Fernmetastasen

M0	Keine Fernmetastasen
M1	Fernmetastasen
M1a	Metastase(n) auf Leber beschränkt
M1b	Nur extrahepatische Metastasen
M1c	Hepatische und extrahepatische Metastasen

Stadien – Neuroendokrine Tumoren von Duodenum/Ampulle

Stadium I	T1	N0	M0
Stadium II	T2, T3	N0	M0
Stadium III	T4	N0	M0
	Jedes T	N1	M0
Stadium IV	Jedes T	Jedes N	M1, M1a, M1b, M1c

TNM: Klinische Klassifikation (Jejunum und Ileum)

T – Primärtumor

TX   Primärtumor kann nicht beurteilt werden
T0   Kein Anhalt für Primärtumor

T1   Tumor infiltriert Lamina propria oder Submukosa, 1 cm oder weniger in größter Ausdehnung
T2   Tumor infiltriert Muscularis propria oder ist mehr als 1 cm in größter Ausdehnung
T3   Tumor infiltriert durch die Muscularis propria in die Subserosa ohne Perforation der darüber liegenden Serosa (von Jejunum und Ileum)
T4   Tumor perforiert viszerales Peritoneum (Serosa) oder infiltriert andere Organe/Nachbarstrukturen

Anmerkungen
Für jedes T ist bei multiplen Tumoren (m) hinzuzufügen.

N – Regionäre Lymphknoten

NX   Regionäre Lymphknoten können nicht beurteilt werden
N0   Keine regionären Lymphknotenmetastasen

N1 Metastasen in 11 oder weniger regionären Lymphknoten ohne Lymphknotenkonglomerate im Mesenterium (größer als 2 cm)
N2 Metastasen in 12 oder mehr regionären Lymphknoten und/oder Lymphknotenkonglomerate im Mesenterium (größer als 2 cm)

M – Fernmetastasen
M0 Keine Fernmetastasen
M1 Fernmetastasen
　M1a Metastase(n) auf Leber beschränkt
　M1b Nur extrahepatische Metastase(n)
　M1c Hepatische und extrahepatische Metastasen

pTNM: Pathologische Klassifikation

Die pT- und pN-Kategorien entsprechen den T- und N-Kategorien. Für pM siehe Seite 12.

Stadien – Neuroendokrine Tumoren des Jejunum und Ileum

Stadium I	T1	N0	M0
Stadium II	T2, T3	N0	M0
Stadium III	T4	Jedes N	M0
	Jedes T	N1, N2	M0
Stadium IV	Jedes T	Jedes N	M1, M1a, M1b, M1c

TNM: Klinische Klassifikation (Appendix)

T – Primärtumor[1]
TX Primärtumor kann nicht beurteilt werden
T0 Kein Anhalt für Primärtumor

T1 Tumor 2 cm oder weniger in größter Ausdehnung
T2 Tumor mehr als 2 cm, aber nicht mehr als 4 cm in größter Ausdehnung
T3 Tumor mehr als 4 cm *oder* mit Ausbreitung in die Subserosa *oder* mit Ausbreitung in die Mesoappendix

T4 Tumor perforiert Peritoneum *oder* infiltriert Nachbarorgane/ Strukturen (nicht direkte Ausbreitung in die Subserosa), z. B. Bauchwand oder Skelettmuskulatur[2]

Anmerkungen

[1] Schlecht differenzierte neuroendokrine Karzinome, gemischte neuroendokrine-Adenokarzinome und Becherzellkarzinoide (Goblet cell carcinoids) sind von dieser Klassifikation ausgeschlossen und werden analog der Klassifikation für Karzinome klassifiziert.

[2] Ein Tumor, der makroskopisch an anderen Organen oder Strukturen adhärent ist, wird als T4 klassifiziert. Ist bei der histologischen Untersuchung in den Adhäsionen kein Tumorgewebe nachweisbar, soll der Tumor als pT1–3 klassifiziert werden.

N – Regionäre Lymphknoten

NX Regionäre Lymphknoten können nicht beurteilt werden
N0 Keine regionären Lymphknotenmetastasen
N1 Regionäre Lymphknotenmetastasen

M – Fernmetastasen

M0 Keine Fernmetastasen
M1 Fernmetastasen
    M1a Metastase(n) auf Leber beschränkt
    M1b Nur extrahepatische Metastase(n)
    M1c Hepatische und extrahepatische Metastasen

pTNM: Pathologische Klassifikation

Die pT- und pN-Kategorien entsprechen den T- und N-Kategorien. Für pM siehe Seite 12.

pN0 Regionäre Lymphadenektomie und histologische Untersuchung üblicherweise von 12 oder mehr Lymphknoten.
Wenn die untersuchten Lymphknoten tumorfrei sind, aber die Zahl der üblicherweise untersuchten Lymphknoten nicht er-

reicht wird, soll pN0 klassifiziert werden und in Klammern die Zahl der untersuchten Lymphknoten hinzugefügt werden.

Anmerkung der Übersetzer

Die Angabe der Zahl der untersuchten Lymphknoten ist in der englischen Fassung nicht vorgesehen, wird aber von der organspezifischen Tumorklassifikation (und den existierenden S3-Leitlinien) empfohlen.

Stadien – Neuroendokrine Tumoren der Appendix

Stadium I	T1	N0	M0
Stadium II	T2, T3	N0	M0
Stadium III	T4	N0	M0
	Jedes T	N1	M0
Stadium IV	Jedes T	Jedes N	M1, M1a, M1b, M1c

TNM: Klinische Klassifikation (Kolon und Rektum)

T – Primärtumor

TX Primärtumor kann nicht beurteilt werden
T0 Kein Anhalt für Primärtumor

T1 Tumor infiltriert Lamina propria oder Submukosa 2 cm oder weniger in größter Ausdehnung
    T1a Tumor weniger als 1 cm in größter Ausdehnung
    T1b Tumor 1 cm bis 2 cm in größter Ausdehnung
T2 Tumor infiltriert Muscularis propria oder mehr als 2 cm in größter Ausdehnung
T3 Tumor infiltriert Subserosa oder nicht peritonealisiertes perikolisches/perirektales Bindegewebe
T4 Tumor perforiert viszerales Peritoneum (Serosa) oder infiltriert andere Organe

Anmerkungen

Für jedes T ist bei multiplen Tumoren (m) hinzuzufügen.

N – Regionäre Lymphknoten

NX Regionäre Lymphknoten können nicht beurteilt werden

N0 Keine regionären Lymphknotenmetastasen
N1 Regionäre Lymphknotenmetastasen

M – Fernmetastasen
M0 Keine Fernmetastasen
M1 Fernmetastasen
    M1a Metastase(n) auf Leber beschränkt
    M1b Nur extrahepatische Metastase(n)
    M1c Hepatische und extrahepatische Metastasen

pTNM: Pathologische Klassifikation

Die pT- und pN-Kategorien entsprechen den T- und N-Kategorien. Für pM siehe Seite 12.

Stadien – Neuroendokrine Tumoren von Kolon und Rektum

Stadium I	T1	N0	M0
Stadium IIA	T2	N0	M0
Stadium IIB	T3	N0	M0
Stadium IIIA	T4	N0	M0
Stadium IIIB	Jedes T	N1	M0
Stadium IV	Jedes T	Jedes N	M1, M1a, M1b, M1c

Gut differenzierte neuroendokrine Tumoren Pankreas (G1 und G2)

Regeln zur Klassifikation

Diese Klassifikation gilt für gut differenzierte neuroendokrine Tumoren (Karzinoide und atypische Karzinoide) des Pankreas.
Schlecht differenzierte neuroendokrine Karzinome sind ausgeschlossen und werden nach den Kriterien der Klassifikationen für Karzinome des Pankreas klassifiziert.

Regionäre Lymphknoten

Die regionären Lymphknoten entsprechen der jeweiligen Klassifikation der entsprechenden Karzinome.

TNM: Klinische Klassifikation (Pankreas)

T – Primärtumor
TX Primärtumor kann nicht beurteilt werden
T0 Kein Anhalt für Primärtumor

T1 Tumor begrenzt auf das Pankreas*, weniger als 2 cm in größter Ausdehnung
T2 Tumor begrenzt auf das Pankreas, 2 cm bis 4 cm in größter Ausdehnung
T3 Tumor begrenzt auf das Pankreas, mehr als 4 cm in größter Ausdehnung *oder* Tumor infiltriert Duodenum oder Gallengang
T4 Tumor infiltriert Nachbarorgane (Magen, Milz, Kolon, Nebenniere) *oder* die Wand großer Gefäße (Truncus coeliacus oder A. mes. sup.)

Anmerkung
*schließt Invasion des peripankreatischen Weichgewebes mit ein.
Für jedes T ist bei multiplen Tumoren (m) hinzuzufügen.

N – Regionäre Lymphknoten

NX Regionäre Lymphknoten können nicht beurteilt werden
N0 Keine regionären Lymphknotenmetastasen
N1 Regionäre Lymphknotenmetastasen

M – Fernmetastasen

M0 Keine Fernmetastasen
M1 Fernmetastasen
    M1a Nur Lebermetastase(n)
    M1b Extrahepatische Metastase(n)
    M1c Hepatische und extrahepatische Metastasen

Stadien – Neuroendokrine Tumoren (G1/G2) des Pankreas

Stadium I	T1	N0	M0
Stadium II	T2, T3	N0	M0
Stadium III	T4	N0	M0
	Jedes T	N1	M0
Stadium IV	Jedes T	Jedes N	M1, M1a, M1b, M1c

Lungen-, Pleura- und Thymustumoren

Einführende Bemerkungen

Die Klassifikation gilt für Karzinome der Lunge, eingeschlossen kleinzellige und nichtkleinzellige Karzinome sowie bronchopulmonale Karzinoide, für das maligne Mesotheliom der Pleura und für Thymustumoren.

Jeder anatomische Bezirk wird nach folgendem Schema beschrieben

- Regeln zur Klassifikation mit den Verfahren für die Bestimmung der T-, N- und M-Kategorien. Zusätzliche Methoden zur Erhöhung der Genauigkeit der Bestimmung vor der Behandlung können benutzt werden
- Anatomische Bezirke und Unterbezirke, falls erforderlich
- Definition der regionären Lymphknoten
- TNM: Klinische Klassifikation
- pTNM: Pathologische Klassifikation
- Stadien
- Prognosefaktoren-Gitter

Regionäre Lymphknoten

Die regionären Lymphknoten erstrecken sich von der Supraklavikularregion bis zum Zwerchfell. Die direkte Ausbreitung eines Tumors in Lymphknoten wird als Lymphknotenmetastase klassifiziert.

TNM – Klassifikation maligner Tumoren, 8. Auflage. Herausgegeben von Ch. Wittekind.
© 2020 WILEY-VCH Verlag GmbH & Co. KGaA. Published 2020 by WILEY-VCH Verlag GmbH & Co. KGaA.

Lunge
(ICD-O-3 C34)

Regeln zur Klassifikation

Die Klassifikation gilt für Karzinome der Lunge, eingeschlossen kleinzellige und nichtkleinzellige Karzinome sowie bronchopulmonale Karzinoide. Sie gilt nicht für Sarkome oder andere seltene Tumoren.

> *Veränderungen in dieser 8. Auflage gegenüber der 7. Auflage basieren auf Empfehlungen des Staging-Projektes der International Association for the Study of Lung Cancer (IASLC), siehe nachfolgende Literaturangaben.*

Histologische Diagnosesicherung und Unterteilung der Fälle nach histologischem Typ sind erforderlich.
Verfahren zur Bestimmung der T-, N- und M-Kategorien sind:

T-Kategorien: Klinische Untersuchung, bildgebende Verfahren, Endoskopie und/oder chirurgische Exploration
N-Kategorien: Klinische Untersuchung, bildgebende Verfahren, Endoskopie und/oder chirurgische Exploration
M-Kategorien: Klinische Untersuchung, bildgebende Verfahren und/oder chirurgische Exploration

Anatomische Unterbezirke

1. Hauptbronchus (C34.0)
2. Oberlappen (C34.1)
3. Mittellappen (C34.2)
4. Unterlappen (C34.3)

Regionäre Lymphknoten

Regionäre Lymphknoten sind die intrathorakalen (mediastinalen, hilären, lobären, segmentalen und subsegmentalen), Skalenus- und supraklavikulären Lymphknoten.

TNM: Klinische Klassifikation

T – Primärtumor

TX Primärtumor kann nicht beurteilt werden *oder* Nachweis von malignen Zellen im Sputum oder bei Bronchialspülungen, jedoch Tumor weder radiologisch noch bronchoskopisch sichtbar

T0 Kein Anhalt für Primärtumor

Tis Carcinoma in situ[1]

T1 Tumor 3 cm oder weniger in größter Ausdehnung, umgeben von Lungengewebe oder viszeraler Pleura, kein bronchoskopischer Nachweis einer Infiltration proximal eines Lappen-bronchus (Hauptbronchus frei)[2]

    T1mi Minimal invasives Adenokarzinom[3]
    T1a Tumor 1 cm oder weniger in größter Ausdehnung
    T1b Tumor mehr als 1 cm, aber nicht mehr als 2 cm in größter Ausdehnung[2]
    T1c Tumor mehr als 2 cm aber nicht mehr als 3 cm in größter Ausdehnung

T2 Tumor mehr als 3 cm, aber nicht mehr als 5 cm in größter Ausdehnung *oder* Tumor mit wenigstens einem der folgenden Kennzeichen[4]:
- Tumor befällt Hauptbronchus, unabhängig vom Abstand zur Carina aber ohne Befall der Carina
- Tumor infiltriert viszerale Pleura
- assoziierte Atelektase oder obstruktive Entzündung bis zum Hilus, entweder Teile der Lungen oder die ganze Lungen einnehmend

    T2a Tumor mehr als 3 cm, aber nicht mehr als 4 cm in größter Ausdehnung
    T2b Tumor mehr als 4 cm, aber nicht mehr als 5 cm in größter Ausdehnung

T3 Tumor mehr als 5 cm, aber nicht mehr als 7 cm in größter Ausdehnung *oder* Tumor mit direkter Infiltration einer der folgenden Strukturen: Pleura parietalis, Brustwand (eingeschlossen Sulcus superior-Tumoren), Nervus phrenicus, parietales Perikard; *oder* separate(r) Tumorknoten im selben Lappen wie der Primärtumor

T4 Tumor größer als 7 cm oder Tumor jeder Größe mit Infiltration wenigstens einer der folgenden Strukturen: Zwerchfell, Mediastinum, Herz, große Gefäße, Trachea, N. laryngealis recurrens, Ösophagus, Wirbelkörper, Carina; vom Primärtumor getrennte(r) Tumorknoten in einem anderen Lappen derselben Seite

Anmerkungen

[1] Tis schließt das Adenokarzinom in situ und das Plattenepithelkarzinom in situ mit ein

[2] Ein seltener, sich oberflächlich ausbreitender Tumor jeder Größe mit einer nur auf die Bronchialwand begrenzten Infiltration wird auch dann, wenn er sich weiter proximal ausdehnt, als T1 klassifiziert.

[3] Solitäres Adenokarzinom (nicht mehr als 3 cm in der größten Ausdehnung, mit einem überwiegend lepidischen Wachstumsmuster und nicht mehr als 5 mm Invasion in größter Ausdehnung eines Herdes)

[4] T2-Tumoren mit diesen Eigenschaften werden als T2a klassifiziert, wenn sie 4 cm oder weniger in größter Ausdehnung sind oder wenn die Größe nicht zu bestimmen ist und als T2b, wenn sie grösser als 4 cm, aber nicht grösser als 5 cm sind.

N – Regionäre Lymphknoten

NX Regionäre Lymphknoten können nicht beurteilt werden
N0 Keine regionären Lymphknotenmetastasen
N1 Metastase(n) in ipsilateralen peribronchialen und/oder ipsilateralen Hilus- oder intrapulmonalen Lymphknoten (einschließlich eines Befalls durch direkte Ausbreitung des Primärtumors)
N2 Metastase(n) in ipsilateralen mediastinalen und/oder subkarinalen Lymphknoten
N3 Metastase(n) in kontralateralen mediastinalen, kontralateralen Hilus-, ipsi- oder kontralateralen Skalenus- oder supraklavikulären Lymphknoten

M – Fernmetastasen

M0 Keine Fernmetastasen
M1 Fernmetastasen

M1a Vom Primärtumor getrennte Tumorherde in einem kontralateralen Lungenlappen; Tumor mit Pleura- oder Perikardmetastasen oder malignem Pleura- oder Perikarderguss[5]

M1b Eine extrathorakale Metastase in einem Organ[6]

M1c Multiple extrathorakale Metastasen in einem oder multiplen Organen

Anmerkungen

[5] Die meisten Pleuraergüsse bei Lungenkarzinomen sind durch den Tumor verursacht. Es gibt jedoch einige wenige Patienten, bei denen die mehrfache zytologische Untersuchung des Pleuraergusses negativ und der Erguss weder hämorrhagisch noch exsudativ ist. Wo diese Befunde und die klinische Beurteilung einen tumorbedingten Erguss ausschließen, sollte der Erguss als Kriterium der Klassifikation nicht berücksichtigt und der Patient als M0 eingestuft werden.

[6] Dies schließt die Beteiligung eines nichtregionären Lymphknotens ein.

pTNM: Pathologische Klassifikation

Die pT- und pN-Kategorien entsprechen den T- und N-Kategorien. Für pM siehe Seite 12.

pN0 Regionäre Lymphadenektomie und histologische Untersuchung üblicherweise von 6 oder mehr Lymphknoten/Stationen. 3 dieser sollten mediastinale Lymphknoten sein und subkarinale Lymphknoten einschließen und 3 von N1-Lymphknotenstationen stammen. Eine Bezeichnung der entnommenen Lymphknoten entsprechend der IASLC-Darstellung und -Tabelle ist wünschenswert (siehe TNM Supplement).

Wenn die untersuchten Lymphknoten tumorfrei sind, aber die Zahl der üblicherweise untersuchten Lymphknoten nicht erreicht wird, soll pN0 klassifiziert werden und in Klammern die Zahl der untersuchten Lymphknoten hinzugefügt werden.

Anmerkung der Übersetzer

Die Angabe der Zahl der untersuchten Lymphknoten ist in der englischen Fassung nicht vorgesehen, wird aber von der organspezifischen Tumorklassifikation (und den existierenden S3-Leitlinien) empfohlen.

Stadien – Lungenkarzinom

Okkultes Karzinom	TX	N0	M0
Stadium 0	Tis	N0	M0
Stadium IA	T1	N0	M0
Stadium IA1	T1mi	N0	M0
	T1a	N0	M0
Stadium IA2	T1b	N0	M0
Stadium IA3	T1c	N0	M0
Stadium IB	T2a	N0	M0
Stadium IIA	T2b	N0	M0
Stadium IIB	T1a–c, T2a, b	N1	M0
	T3	N0	M0
Stadium IIIA	T1a–c, T2a, b	N2	M0
	T3	N1	M0
	T4	N0, N1	M0
Stadium IIIB	T1a–c, T2a,b	N3	M0
	T3, T4	N2	M0
Stadium IIIC	T3, T4	N3	M0
Stadium IV	Jedes T	Jedes N	M1
Stadium IVA	Jedes T	Jedes N	M1a, M1b
Stadium IVB	Jedes T	Jedes N	M1c

Prognosefaktoren-Gitter – Chirurgisch resezierte NSCLC

Prognosefaktoren	Tumor-bezogen	Wirt-bezogen	Umwelt-bezogen
Essentiell*	T-Kategorie N-Kategorie Extrakapsuläre Ausbreitung von Lymphknotenmetastasen	Gewichtsverlust Allgemeinzustand	Resektionsränder Ausmaß der mediastinalen Lymphknotenentfernung
Zusätzlich	Histologischer Typ Grad Gefäßinvasion Tumorgröße	Geschlecht	
Neu und vielversprechend	Molekulare Biomarker	Lebensqualität Ehestand	

Quelle: Manual of Clinical Oncology, 9th ed. O'Sullivan B, Brierley J, D'Cruz A, Fey M, Pollock R, Vermorken J, Huang S. Wiley-Blackwell Oxford. 2015.

Prognosefaktoren-Gitter – fortgeschrittene NSCLC (lokal fortgeschritten oder metastasiert)

Prognosefaktoren	Tumor-bezogen	Wirt-bezogen	Umwelt-bezogen
Essentiell*	Stadien Obstruktion der Vena cava superior (SVCO) Oligometastatische Erkrankung Anzahl Lokalisationen	Gewichtsverlust Allgemeinzustand	Chemotherapie „Targeted" Therapie
Zusätzlich	Anzahl der Metastasen-Lokalisationen Pleuraerguss Lebermetastasen Hämoglobin Laktatdehydrogenase Albumin	Geschlecht Symptome	
Neu und vielversprechend	Molekulare Biomarker	Lebensqualität Ehestand Depressionen	

Quelle: Manual of Clinical Oncology, 9th ed. O'Sullivan B, Brierley J, D'Cruz A, Fey M, Pollock R, Vermorken J, Huang S. Wiley-Blackwell Oxford. 2015.

Prognosefaktoren-Gitter – SCLC

Prognosefaktoren	Tumor-bezogen	Wirt-bezogen	Umwelt-bezogen
Essentiell*	Stadien	Allgemeinzustand Alter Komorbiditäten	Chemotherapie Strahlentherapie des Thorax Prophylaktische Schädelbestrahlung
Zusätzlich	LDH Alkalische Phosphatase Cushing-Syndrom Mediastinalbeteiligung Anzahl der Metastasenlokalisationen Gehirnbeteiligung Knochenbeteiligung Weiße Blutzellen (WBC) Thrombozytenwerte		
Neu und vielversprechend	Molekulare Biomarker		

Quelle: Manual of Clinical Oncology, 9th ed. O'Sullivan B, Brierley J, D'Cruz A, Fey M, Pollock R, Vermorken J, Huang S. Wiley-Blackwell Oxford. 2015.

Weiterführende Literatur

- Rami-Porta R, Bolejack V, Giroux DJ et al. The IASLC Lung Cancer Staging Project: the new database to inform the 8th edition of the TNM classification of lung cancer. *J Thorac Oncol* 2014; 9: 1618–1624
- Rami-Porta R, Bolejack V, Crowley J et al. The IASLC Lung Cancer Staging Project: proposals for the revisions of the T descriptors in the

forthcoming 8th edition of the TNM classification for lung cancer. *J Thorac Oncol* 2015; 10: 990–1003
- Asamura H, Chansky K, Crowley J et al. The IASLC Lung Cancer Staging Project: proposals for the revisions of the N descriptors in the forthcoming 8th edition of the TNM classification for lung cancer. *J Thorac Oncol* 2015; 10:1675–1684
- Eberhardt WEE, Mitchell A, Crowley J et al. The IASLC Lung Cancer Staging Project: proposals for the revisions of the M descriptors in the forthcoming 8th edition of the TNM classification for lung cancer. *J Thorac Oncol* 2015; 10:1515–1522
- Goldstraw P et al. The IASLC Lung Cancer Staging Project: proposals for the revision of the stage grouping in the forthcoming (8th) edition of the TNM classification of lung cancer. J Thorac Oncol 2016; 11:39–51
- Nicholson AG, Chansky K, Crowley J et al. The IASLC Lung Cancer Staging Project: proposals for the revision of the clinical and pathologic staging of small cell lung cancer in the forthcoming eighth edition of the TNM classification for lung cancer. *J Thorac Oncol* 2016; 11:300–311

Pleuramesotheliom
(ICD-O-3 C38.4)

Regeln zur Klassifikation

Die Klassifikation gilt nur für maligne Mesotheliome der Pleura. Histologische Diagnosesicherung ist erforderlich.

Veränderungen in dieser 8. Auflage gegenüber der 7. Auflage basieren auf Empfehlungen des Staging-Projektes der International Association for the Study of Lung Cancer (IASLC).

Verfahren zur Bestimmung der T-, N- und M-Kategorien sind:

T-Kategorien:	Klinische Untersuchung, bildgebende Verfahren, Endoskopie und/oder chirurgische Exploration
N-Kategorien:	Klinische Untersuchung, bildgebende Verfahren, Endoskopie und/oder chirurgische Exploration
M-Kategorien:	Klinische Untersuchung, bildgebende Verfahren und/oder chirurgische Exploration

Regionäre Lymphknoten

Regionäre Lymphknoten sind die intrathorakalen, diejenigen entlang den Aa. mammariae internae, die Skalenus- und supraklavikulären Lymphknoten.

TNM: Klinische Klassifikation

T – Primärtumor

TX   Primärtumor kann nicht beurteilt werden
T0   Kein Anhalt für Primärtumor
T1   Tumor befällt ipsilaterale parietale Pleura, mit/ohne Beteiligung der mediastinalen Pleura oder Pleura des Zwerchfells

T2 Tumor befällt die ipsilaterale Pleura (parietale oder viszerale Pleura) mit wenigstens einem der folgenden Merkmale:
- Infiltration der Zwerchfellmuskulatur
- Infiltration des Lungenparenchyms

T3[1] Tumor befällt die ipsilaterale Pleura (parietale oder viszerale Pleura) mit wenigstens einem der folgenden Merkmale:
- Infiltration der endothorakalen Faszie
- Infiltration von mediastinalem Fettgewebe
- Einzelner Tumorherd mit Infiltration des Weichgewebes der Thoraxwand
- Nichttransmurale Infiltration des Perikard

T4[2] Tumor befällt die ipsilaterale Pleura (parietale oder viszerale Pleura) mit wenigstens einem der folgenden Merkmale:
- Brustwand mit/ohne begleitender Arrosion der Rippe(n) (diffuse oder multifokal)
- Infiltration durch das Zwerchfell in das Peritoneum
- Direkte Ausbreitung in die kontralaterale Pleura
- Mediastinale Organe (Ösophagus, Trachea, Herz)
- Infiltration der Wirbelsäule, Neuroforamina, Rückenmark
- Ausbreitung auf die innere Oberfläche des Perikards (transmurale Invasion mit/ohne Perikarderguss)

N – Regionäre Lymphknoten

NX Regionäre Lymphknoten können nicht beurteilt werden
N0 Keine regionären Lymphknotenmetastasen
N1 Metastase(n) in ipsilateralen intrathorakale Lymphknoten (eingeschlossen ipsilaterale bronchopulmonale, hiläre, subkarinale, paratracheale, aortopulmonale, paraösophageale, peridiaphragmatische, perikardiale Weichgewebe, interkostale und Lymphknoten entlang den Aa. mammariae internae)
N2 Metastase(n) in kontralateralen intrathorakalen Lymphknoten oder Metastasen in ipsi- oder kontralateralen supraklavikulären Lymphknoten

[1] T3 beschreibt einen lokal fortgeschrittenen, aber potentiell resektablen Tumor
[2] T4 beschreibt einen lokal fortgeschrittenen, nicht resezierbaren Tumor

M – Fernmetastasen
M0   Keine Fernmetastasen
M1   Fernmetastasen

pTNM: Pathologische Klassifikation

Die pT- und pN-Kategorien entsprechen den T- und N-Kategorien. Für pM siehe Seite 12.

Stadien – Pleuramesotheliom

Stadium IA	T1	N0	M0
Stadium IB	T2, T3	N0	M0
Stadium II	T1, T2	N1	M0
Stadium IIIA	T3	N1	M0
Stadium IIIB	T1, T2, T3	N2	M0
	T4	Jedes N	M0
Stadium IV	Jedes T	Jedes N	M1

Thymustumoren
(ICD-O-3 C37.9)

Regeln zur Klassifikation

Die Klassifikation gilt für epitheliale Tumoren des Thymus, eingeschlossen Thymome, Thmuskarzinome und neuroendokrine Tumoren des Thymus. Sie ist nicht anwendbar für Sarkome, maligne Lymphome und andere seltene Tumoren.

Diese Klassifikation ist in dieser 8. Auflage neu und basiert auf Empfehlungen des Staging-Projektes der International Association for the Study of Lung Cancer (IASLC) und der International Thymic Malignancies Interest Group (ITMIG).

Histologische Diagnosesicherung und Unterteilung der Fälle nach histologischem Typ ist erforderlich.

Verfahren zur Bestimmung der T-, N- und M-Kategorien sind:

T-Kategorien: Klinische Untersuchung, bildgebende Verfahren, Endoskopie und/oder chirurgische Exploration
N-Kategorien: Klinische Untersuchung, bildgebende Verfahren, Endoskopie und/oder chirurgische Exploration
M-Kategorien: Klinische Untersuchung, bildgebende Verfahren und/oder chirurgische Exploration

Regionäre Lymphknoten

Regionäre Lymphknoten sind die anterioren (perithymischen) Lymphknoten, die tiefen intrathorakalen und zervikalen Lymphknoten.

TNM: Klinische Klassifikation

T – Primärtumor
TX   Primärtumor kann nicht beurteilt werden
T0   Kein Anhalt für Primärtumor

T1	Gekapselter Tumor oder Tumor mit Ausbreitung in das mediastinale Weichgewebe, kann die mediastinale Pleura beteiligen
	T1a Keine Beteiligung der mediastinalen Pleura
	T1b Direkte Invasion der mediastinalen Pleura
T2	Tumor mit direkter Beteiligung des Perikard (partielle oder vollständige Dicke)
T3	Tumor mit direkter Invasion einer der genannten Strukturen: Lunge(n), Vena brachiocephalica, Vena cava superior, Nervus phrenicus, Brustwand, oder extraperikardiale Pulmonalarterie(n) oder Pulmonalvene(n)
T4	Tumor mit direkter Invasion einer der genannten Strukturen: Aorta (A. ascendens, Aortenbogen, A. descendens), Bogengefäße, intraperikardiale Pulmonalarterie, Myokard, Trachea oder Ösophagus

N – Regionäre Lymphknoten

NX	Regionäre Lymphknoten können nicht beurteilt werden
N0	Keine regionären Lymphknotenmetastasen
N1	Metastase(n) in anterioren (perithymischen) Lymphknoten
N2	Metastase(n) in tiefen intrathorakalen oder zervikalen Lymphknoten

M – Fernmetastasen

M0	Keine Fernmetastasen
M1	Fernmetastasen
	M1a Separate Pleura- oder Perikardmetastasen
	M1b Fernmetastasen jenseits der Pleura oder des Perikards

pTNM: Pathologische Klassifikation

Die pT- und pN-Kategorien entsprechen den T- und N-Kategorien. Für pM siehe Seite 12.

Stadien – Thymustumoren

Stadium I	T1	N0	M0
Stadium II	T2	N0	M0
Stadium IIIA	T3	N0	M0
Stadium IIIB	T4	N0	M0
Stadium IVA	Jedes T	N1	M0
	Jedes T	N0, N1	M1a
Stadium IVB	Jedes T	N2	M0, M1a
	Jedes T	Jedes N	M1b

Weiterführende Literatur

- Detterbeck FC, Stratton K, Giroux D et al. The IASLC/ITMIG thymic epithelial tumors staging project: proposal for an evidence-based stage classification system for the forthcoming (8th) edition of the TNM classification of malignant tumors. *J Thorac Oncol* 2014; 9: 65–72
- Nicholson AG, Detterbeck FC, Marino M et al. The IASLC/ITMIG thymic epithelial tumors staging project: proposals for the T component for the forthcoming (8th) edition of the TNM classification of malignant tumors. *J Thorac Oncol* 2014; 9: 73–80
- Kondo K, Van Schil P, Detterbeck FC et al. The IASLC/ITMIG thymic epithelial tumors staging project: proposals for the N and M components for the forthcoming (8th) edition of the TNM classification of malignant tumors. *J Thorac Oncol* 2014; 9: 81–87

Knochen- und Weichteiltumoren

Einführende Bemerkungen

Folgende anatomische Bezirke werden klassifiziert:

- Knochen
- Weichteile
- Gastrointestinale Stromatumoren

Jeder anatomische Bezirk wird nach folgendem Schema beschrieben

- Regeln zur Klassifikation mit den Verfahren für die Bestimmung der T-, N- und M-Kategorien. Zusätzliche Methoden zur Erhöhung der Genauigkeit der Bestimmung vor Behandlung können benutzt werden
- Anatomische Bezirke, falls erforderlich
- Definition der regionären Lymphknoten
- TNM: Klinische Klassifikation
- pTNM: Pathologische Klassifikation
- G: Histopathologisches Grading
- Stadien
- Prognosefaktoren-Gitter

G: Histopathologisches Grading

Das Grading von Knochen- und Weichteilsarkomen basiert auf einem dreistufigem Gradingsystem. Da verschiedene Gradingsysteme benutzt werden, wird folgende Art der Übersetzung von drei- oder vierstufigen Gradingsystemen in das zweistufige System empfohlen. In dem am häufigsten verwendeten dreistufigen Gradingsystem entspricht der Grad 1 „niedriggradig" und Grad 2 und 3 „hochgradig". In dem weniger häufig verwendeten vierstufigen Gradingsystem entsprechen die Grade 1 und 2 „niedriggradig" und die Grade 3 und 4 „hochgradig".

TNM – Klassifikation maligner Tumoren, 8. Auflage. Herausgegeben von Ch. Wittekind.
© 2020 WILEY-VCH Verlag GmbH & Co. KGaA. Published 2020 by WILEY-VCH Verlag GmbH & Co. KGaA.

Knochen
(ICD-O-3 C40, 41)

Regeln zur Klassifikation

Die Klassifikation gilt für alle primären malignen Knochentumoren mit Ausnahme der malignen Lymphome, der multiplen Myelome, der Oberflächen-/juxtakortikalen Osteosarkome und der juxtakortikalen Chondrosarkome. Histologische Diagnosesicherung und Unterteilung der Fälle nach histologischem Typ und Grad sind erforderlich. Verfahren zur Bestimmung der T-, N- und M-Kategorien sind:

T-Kategorien: Klinische Untersuchung und bildgebende Verfahren
N-Kategorien: Klinische Untersuchung und bildgebende Verfahren
M-Kategorien: Klinische Untersuchung und bildgebende Verfahren

Regionäre Lymphknoten

Regionär sind diejenigen Lymphknoten, die der Lage des Primärtumors entsprechen. Regionäre Lymphknotenmetastasen sind selten. Fälle, bei denen der Nodalstatus weder klinisch noch pathologisch bestimmt wird, können als N0 anstelle von NX oder pNX betrachtet werden.

TNM: Klinische Klassifikation

T – Primärtumor
TX Primärtumor kann nicht beurteilt werden
T0 Kein Anhalt für Primärtumor

Extremitätenskelett, Rumpf, Schädelbasis und Gesichtsknochen
T1 Tumor 8 cm oder weniger in größter Ausdehnung
T2 Tumor mehr als 8 cm in größter Ausdehnung
T3 Diskontinuierliche Ausbreitung im primär befallenen Knochen

Wirbelsäule

T1	Tumor begrenzt auf ein einzelnes Wirbelsegment oder zwei benachbarte Wirbelsegmente
T2	Tumor begrenzt auf drei benachbarte Wirbelsegmente
T3	Tumor begrenzt auf vier benachbarte Wirbelsegmente
T4a	Tumor infiltriert den Wirbelkanal
T4b	Tumor infiltriert die großen Gefäße oder Tumorthrombose innerhalb der großen Gefäße

Anmerkung

Die fünf Wirbelsäulensegmente sind: rechter Pedikel, rechter Wirbelkörper, linker Wirbelkörper, linker Pedikel, hinteres Element.

Becken

T1a	Tumor 8 cm oder weniger in größter Ausdehnung und begrenzt auf ein einzelnes Segment des Beckens, ohne extraossäre Ausbreitung
T1b	Tumor mehr als 8 cm in größter Ausdehnung und begrenzt auf ein einzelnes Segment des Beckens, ohne extraossäre Ausbreitung
T2a	Tumor 8 cm oder weniger in größter Ausdehnung und begrenzt auf ein einzelnes Segment des Beckens mit extraossärer Ausbreitung oder zwei benachbarte Segmente des Beckens ohne extraossäre Ausbreitung
T2b	Tumor mehr als 8 cm in größter Ausdehnung und begrenzt auf ein einzelnes Segment des Beckens mit extraossärer Ausbreitung oder zwei benachbarte Segmente des Beckens ohne extraossäre Ausbreitung
T3a	Tumor 8 cm oder weniger in größter Ausdehnung und begrenzt auf zwei Segmente des Beckens mit extraossärer Ausbreitung
T3b	Tumor mehr als 8 cm in größter Ausdehnung und begrenzt auf zwei Segmente des Beckens mit extraossärer Ausbreitung
T4a	Tumor mit Beteiligung von drei Segmenten des Beckens oder Überkreuzung des Saco-Iliakal-Gelenks in das sakrale Neuroforamen

T4b Tumor umschließt die äußeren Iliakalgefäße oder makroskopisch nachweisbare Tumorthrombose in großen Beckengefäßen

Anmerkung

Die vier Beckensegmente sind: Os sacrum, Beckenschaufel, Acetabulum/Periacetabulum und Beckenäste, Symphyse und Schambein.

N – Regionäre Lymphknoten

NX Regionäre Lymphknoten können nicht beurteilt werden
N0 Keine regionären Lymphknotenmetastasen
N1 Regionäre Lymphknotenmetastasen

M – Fernmetastasen

M0 Keine Fernmetastasen
M1 Fernmetastasen
    M1a Lunge(n)
    M1b Andere Fernmetastasen

pTNM: Pathologische Klassifikation

Die pT- und pN-Kategorien entsprechen den T- und N-Kategorien. Für pM siehe Seite 12.

G: Histopathologisches Grading

Übersetzungstabelle für drei- oder vierstufige Gradingsysteme in zweistufige Gradingsysteme (niedriggradig vs. hochgradig)

TNM

Zweistufiges Gradingsystem	Dreistufiges Gradingsystem	Vierstufiges Gradingsystem
Niedriggradig	Grad 1	Grad 1
		Grad 2
Hochgradig	Grad 2	Grad 3
	Grad 3	Grad 4

Anmerkung
Das Ewing-Sarkom des Knochens wird stets als G4 (high grade) klassifiziert.

Prognostische Gruppeneinteilung – Extremitätenskelett, Rumpf, Schädelbasis, Gesichtsknochen

Stadium IA	T1	N0	M0	G1, GX	Niedriggradig
Stadium IB	T2, T3	N0	M0	G1, GX	Niedriggradig
Stadium IIA	T1	N0	M0	G2, G3	Hochgradig
Stadium IIB	T2	N0	M0	G2, G3	Hochgradig
Stadium III	T3	N0	M0	G2, G3	Hochgradig
Stadium IVA	Jedes T	N0	M1a	Jeder	
Stadium IVB	Jedes T	N1	Jedes M	Jeder	
	Jedes T	Jedes N	M1b	Jeder	

Anmerkung
Es existiert keine prognostische Gruppeneinteilung für Knochensarkome der Wirbelsäule oder des Beckens.

Prognosefaktoren-Gitter – Osteosarkome

Prognosefaktoren	Tumor-bezogen	Wirt-bezogen	Umwelt-bezogen
Essentiell*	Lokalisation Größe Ausdehnung Tumorresponse auf Neoadjuvante Therapie	Alter	Residualtumor
Zusätzlich	LDH Alkalische Phosphatase	Geschlecht Allgemeinzustand	Betreuung durch ein multidisziplinäres Behandlungsteam Lokalrezidiv
Neu und vielversprechend	Biomarker		

Quelle: Manual of Clinical Oncology, 9th ed. O'Sullivan B, Brierley J, D'Cruz A, Fey M, Pollock R, Vermorken J, Huang S. Wiley-Blackwell Oxford. 2015.

Weichteile
(ICD-O-3 C38.1–3, C47, 48–49)

Regeln zur Klassifikation

Histologische Diagnosesicherung und Unterteilung der Fälle nach histologischem Typ und Grad sind erforderlich.
Verfahren zur Bestimmung der T-, N- und M-Kategorien sind:

T-Kategorien: Klinische Untersuchung und bildgebende Verfahren
N-Kategorien: Klinische Untersuchung und bildgebende Verfahren
M-Kategorien: Klinische Untersuchung und bildgebende Verfahren

Anatomische Bezirke und Unterbezirke

1. Bindegewebe, subkutanes und andere Weichgewebe (C49), periphere Nerven (C47)
2. Retroperitoneum (C48.0)
3. Mediastinum: vorderes (C38.1), hinteres (C38.2), o. n. A. (C38.3)

Histologische Tumortypen

Die folgenden histologischen Tumortypen werden nicht in diese Klassifikation einbezogen:

- Kaposi-Sarkom
- Dermatofibrosarcoma (protuberans),
- Fibromatosen (Desmoid-Tumor)
- Sarkome mit Ursprung in der Dura mater und im Gehirn.
- Nicht einbezogen wird das Angiosarkom, ein aggressiver Tumor, weil sein Verlauf schwer abschätzbar und somit nicht kompatibel mit der Klassifikation ist.

Anmerkung

Das Cystosarcoma phyllodes wird wie die Weichteilsarkome der Extremitäten und des oberflächlichen Stamms klassifiziert.

Regionäre Lymphknoten

Regionär sind diejenigen Lymphknoten, die der Lage des Primärtumors entsprechen. Regionäre Lymphknotenmetastasen sind selten. Fälle, bei denen der Nodalstatus weder klinisch noch pathologisch bestimmt wird, können als N0 anstelle von NX oder pNX klassifiziert werden.

TNM: Klinische Klassifikation

TX Primärtumor kann nicht beurteilt werden
T0 Kein Anhalt für Primärtumor

Extremitäten und oberflächlicher Stamm
T1 Tumor 5 cm oder weniger in größter Ausdehnung
T2 Tumor mehr als 5 cm aber nicht mehr als 10 cm in größter Ausdehnung
T3 Tumor mehr als 10 cm aber nicht mehr als 15 cm in größter Ausdehnung
T4 Tumor mehr als 15 cm in größter Ausdehnung

Retroperitoneum
T1 Tumor 5 cm oder weniger in größter Ausdehnung
T2 Tumor mehr als 5 cm aber nicht mehr als 10 cm in größter Ausdehnung
T3 Tumor mehr als 10 cm aber nicht mehr als 15 cm in größter Ausdehnung
T4 Tumor mehr als 15 cm in größter Ausdehnung

Kopf-Hals-Bereich
T1 Tumor 2 cm oder weniger in größter Ausdehnung
T2 Tumor mehr als 2 cm aber nicht mehr als 4 cm in größter Ausdehnung
T3 Tumor mehr als 4 cm in größter Ausdehnung
T4a Tumor infiltriert die Orbita, Schädelbasis oder Dura, zentrale Eingeweide, Gesichtsknochen oder Musculi pterogoidei

| T4b | Tumor infiltriert Gehirn, prävertebrale Muskulatur, umschließt die A. carotis oder Beteiligung des ZNS durch eine perineurale Ausbreitung |

Eingeweide des Thorax und Abdomens

T1	Tumor begrenzt auf ein Organ
T2a	Tumor infiltriert Serosa des viszeralen Peritoneums (kein Durchbruch)
T2b	Tumor mit mikroskopischer Ausbreitung jenseits der Serosa
T3	Tumor infiltriert ein zusätzliches Organ oder makroskopische Ausbreitung jenseits der Serosa
T4a	Multifokaler Tumor mit Beteiligung von mehr als zwei Lokalisationen in einem Organ
T4b	Multifokaler Tumor mit Beteiligung von mehr als zwei aber nicht mehr als fünf Bezirken
T4c	Multifokaler Tumor mit Beteiligung von mehr als fünf Bezirken

N – Regionäre Lymphknoten

NX	Regionäre Lymphknoten können nicht beurteilt werden
N0	Keine regionären Lymphknotenmetastasen
N1	Regionäre Lymphknotenmetastasen

M – Fernmetastasen

| M0 | Keine Fernmetastasen |
| M1 | Fernmetastasen |

pTNM: Pathologische Klassifikation

Die pT- und pN-Kategorien entsprechen den T- und N- Kategorien. Für pM siehe Seite 12.

G: Histopathologisches Grading

Übersetzungstabelle für drei- oder vierstufige Gradingsysteme in zweistufige Gradingsysteme (niedriggradig vs. hochgradig)

TNM Zweistufiges Gradingsystem	Dreistufiges Gradingsystem	Vierstufiges Gradingsystem
Niedriggradig	Grad 1	Grad 1
		Grad 2
Hochgradig	Grad 2	Grad 3
	Grad 3	Grad 4

Anmerkung

Das Ewing-Sarkom der Weichteile und der primitive neuroektodermale Tumor werden als G4 klassifiziert.

Prognostische Gruppeneinteilung – Extremitäten und oberflächlicher Stamm, Retroperitoneum

Stadium IA	T1	N0	M0	G1	Niedriggradig
Stadium IB	T2, T3, T4	N0	M0	G1, G2	Niedriggradig
Stadium II	T1	N0	M0	G2, G3	Hochgradig
Stadium IIIA	T2	N0	M0	G2, G3	Hochgradig
Stadium IIIB	T3, T4	N0	M0	G2, G3	Hochgradig
	Jedes T	N1	M0		Jeder
Stadium IV	Jedes T	Jedes N	M1		Jeder

Stadien – Kopf-Hals-Bereich, Eingeweide des Thorax und Abdomens

Stadien werden derzeit nicht empfohlen.

Gastrointestinaler Stroma Tumor (GIST)

Regeln zur Klassifikation

Die Klassifikation gilt für gastrointestinale Stromatumoren. Histologische Diagnosesicherung ist erforderlich.
Verfahren zur Bestimmung von T,- N- und M-Kategorien sind:

T-Kategorien: Klinische Untersuchung, bildgebende Verfahren, Endoskopie und/oder chirurgische Exploration
N-Kategorien: Klinische Untersuchung, bildgebende Verfahren und/oder chirurgische Exploration
M-Kategorien: Klinische Untersuchung, bildgebende Verfahren und/oder chirurgische Exploration

Anatomische Bezirke und Unterbezirke

- Ösophagus (C15)
- Magen (C16)
- Dünndarm (C17)
    1. Duodenum (C17.0)
    2. Jejunum (C17.1)
    3. Ileum (C17.2)
- Kolon (C18)
- Rektosigmoidaler Übergang (C19)
- Rektum (C20)
- Omentum (C48.1)
- Mesenterium (C48.1)

Regionäre Lymphknoten

Die regionären Lymphknoten entsprechen der jeweiligen Lokalisation des Primärtumors, siehe Lokalisationen des Gastrointestinaltraktes.

TNM: Klinisch Klassifikation

T – Primärtumor
TX   Primärtumor kann nicht beurteilt werden
T0   Kein Anhalt für Primärtumor

T1   Tumor 2 cm oder weniger in größter Ausdehnung
T2   Tumor mehr als 2 cm, aber nicht mehr als 5 cm in größter Ausdehnung
T3   Tumor mehr als 5 cm, aber nicht mehr als 10 cm in größter Ausdehnung
T4   Tumor mehr als 10 cm in größter Ausdehnung

N – Regionäre Lymphknoten
NX   Regionäre Lymphknoten können nicht beurteilt werden*
N0   Keine regionären Lymphknotenmetastasen
N1   Regionäre Lymphknotenmetastasen

Anmerkung
*NX: Regionäre Lymphknotenmetastasen sind bei GIST selten. Deswegen können Fälle, bei denen der Lymphknotenstatus weder klinisch noch pathologisch bestimmt wird, als N0 anstatt NX der pNX klassifiziert werden.

M – Fernmetastasen
M0   Keine Fernmetastasen
M1   Fernmetastasen

pTNM: Pathologische Klassifikation

Die pT- und pN-Kategorien entsprechen den T- und N-Kategorien. Für pM siehe Seite 12.

G: Histopathologisches Grading

Das Grading für GIST basiert auf der Mitoserate.*

Niedrige Mitoserate: 5 oder weniger pro 50 hpf
Hohe Mitoserate: über 5 pro 50 hpf

Anmerkung
*Die Mitoserate wird am besten erfasst durch die Anzahl von Mitosen pro 50 high power fields (hpf) unter Verwendung des 40× Objektives (Gesamtfläche 5 mm^2 in 50 Feldern).

Stadien

Anmerkung
*Die Kriterien für die Stadien des Magen-GIST können auf primäre, solitäre GIST des Omentum angewandt werden. Die Kriterien für die Stadien des Dünndarm-GIST können auf GIST in selteneren Lokalisationen wie Ösophagus, Kolon, Rektum und Mesenterium angewandt werden.

Stadien – GIST des Magens*

				Mitoserate
Stadium IA	T1, T2	N0	M0	Niedrig
Stadium IB	T3	N0	M0	Niedrig
Stadium II	T1, T2	N0	M0	Hoch
	T4	N0	M0	Niedrig
Stadium IIIA	T3	N0	M0	Hoch
Stadium IIIB	T4	N0	M0	Hoch
Stadium IV	Jedes T	N1	M0	Jede
	Jedes T	Jedes N	M1	Jede

Stadien – GIST des Dünndarms*

				Mitoserate
Stadium I	T1, T2	N0	M0	Niedrig
Stadium II	T3	N0	M0	Niedrig
Stadium IIIA	T1	N0	M0	Hoch
	T4	N0	M0	Niedrig
Stadium IIIB	T2, T3, T4	N0	M0	Hoch
Stadium IV	Jedes T	N1	M0	Jede
	Jedes T	Jedes N	M1	Jede

Prognosefaktoren-Gitter – Weichteilsarkome und GIST

Prognosefaktoren	Tumor-bezogen	Wirt-bezogen	Umwelt-bezogen
Essentiell*	Lokalisation Histologischer Typ Tumorgröße ≤ 5 cm oder > 5 cm < 2 cm, 2– ≤ 5 cm, > 5–10 cm, > 10 GIST Invasionstiefe Grad (gut vs. schlecht) M-Kategorie Mitoserate (GIST)		
Zusätzlich	c-KIT-Mutationen beim GIST Mutationslokalisation im c-KIT Mutationslokalisation im PDGFRA Gen bei GIST EWS-FL11 Fusionstranskript bei Ewing-Sarkomen SYT-SXX Fusionstranskript bei synovialen Sarkomen FOXO1-Translokationen bei alveolären Rhabdomyosarkomen Resektionsränder Präsentationszustand (Primärtumor vs. Rezidiv)	Neufibromatose (NF1) Strahleninduzierte Sarkome	Qualität der Chirurgie und der Strahlentherapie
Neu und vielversprechend	TP-53 und Ki-67 Tumorhypoxie		

Quelle: Manual of Clinical Oncology, 9th ed. O'Sullivan B, Brierley J, D'Cruz A, Fey M, Pollock R, Vermorken J, Huang S. Wiley-Blackwell Oxford. 2015.

Hauttumoren

Einführende Bemerkungen

Die Klassifikation gilt für Karzinome der Haut – ausschließlich Vulva (siehe Seite 209), Penis (siehe Seite 242) und Perianalbereich (siehe Seite 103) – sowie für das maligne Melanom der Haut eingeschlossen Augenlid und für Merkelzellkarzinome.

Anatomische Bezirke

Folgende Bezirke werden entsprechend ihren topographischen ICD-O-3 Rubriken unterschieden:

- Lippenhaut (ohne Lippenrot) (C44.0)
- Augenlid (C44.1)
- Haut des äußeren Ohres (C44.2)
- Andere Partien der Gesichtshaut (C44.3)
- Haut von Kopf und Hals (C44.4)
- Haut des Stamms (C44.5)
- Haut von oberer Extremität und Schulter (C44.6)
- Haut von unterer Extremität und Hüfte (C44.7)
- Skrotum (C63.2)

Jeder Tumortyp wird nach folgendem Schema beschrieben

- Regeln zur Klassifikation mit den Verfahren für die Bestimmung der T-, N- und M-Kategorien
- Definition der regionären Lymphknoten
- TNM: Klinische Klassifikation
- pTNM: Pathologische Klassifikation
- G: Histopathologisches Grading, wenn anwendbar
- Stadien
- Prognosefaktoren-Gitter

TNM – Klassifikation maligner Tumoren, 8. Auflage. Herausgegeben von Ch. Wittekind.
© 2020 WILEY-VCH Verlag GmbH & Co. KGaA. Published 2020 by WILEY-VCH Verlag GmbH & Co. KGaA.

Regionäre Lymphknoten

Die regionären Lymphknoten entsprechen der jeweiligen Lokalisation des Primärtumors.

Für unilaterale Tumoren gilt:

Kopf und Hals:	Ipsilaterale präaurikuläre, submandibuläre, zervikale und supraklavikuläre Lymphknoten
Thorax:	Ipsilaterale axilläre Lymphknoten
Obere Extremität:	Ipsilaterale epitrochleare und axilläre Lymphknoten
Abdomen, Flanken und Gesäß:	Ipsilaterale inguinale Lymphknoten
Untere Extremität:	Ipsilaterale popliteale und inguinale Lymphknoten
Analrand und perianale Haut:	Ipsilaterale inguinale Lymphknoten

Für Primärtumoren in der Grenzzone zwischen den oben angeführten Regionen sind die Lymphknoten, die die Regionen an beiden Seiten der Grenzzone drainieren, als regionär anzusehen.

Die nachstehenden 4 cm breiten Gebiete sind als Grenzzonen zu betrachten.

Zwischen	Entlang
Rechts/links	Mittellinie
Kopf und Hals/Thorax	Klavikula – Akromion – Oberer Schulterblattrand
Thorax/obere Extremität	Schulter – Achselhöhle – Schulter
Thorax/Abdomen, Flanken und Gesäß	*Vorn:* Mitte zwischen Nabel und Rippenbogen
	Hinten: untere Grenze der Wirbelsäule (mittlere transversale Achse)
Abdomen, Flanken und Gesäß/untere Extremität	Leiste – Trochanter – Glutealfalte

Jede Metastase in anderen als den aufgeführten regionären Lymphknoten wird als Fernmetastase klassifiziert.

Karzinom der Haut (ausschließlich Augenlid, Kopf-Hals-Bereich, Perianalbereich, Vulva und Penis) (ICD-O-3 C44.5–7, C63.2)*

Regeln zur Klassifikation*

Die Klassifikation gilt nur für Karzinome, ausgeschlossen Merkelzellkarzinome. Histologische Diagnosesicherung und Unterteilung der Fälle nach histologischem Typ sind erforderlich.
Verfahren zur Bestimmung der T-, N- und M-Kategorien sind:

T-Kategorien: Klinische Untersuchung
N-Kategorien: Klinische Untersuchung und bildgebende Verfahren
M-Kategorien: Klinische Untersuchung und bildgebende Verfahren

Anmerkung
*In der TNM-Klassifikation des AJCC sind diese Klassifikationen nicht eingeschlossen.

Regionäre Lymphknoten

Die regionären Lymphknoten entsprechen der jeweiligen Lokalisation des Primärtumors. Siehe Definitionen S. 174.

TNM: Klinische Klassifikation

T – Primärtumor
TX   Primärtumor kann nicht beurteilt werden
T0   Kein Anhalt für Primärtumor
Tis Carcinoma in situ

T1   Tumor 2 cm oder weniger in größter Ausdehnung
T2   Tumor mehr als 2 cm aber nicht mehr als 4 cm in größter Ausdehnung
T3   Tumor mehr als 4 cm in größter Ausdehnung *oder* oberflächliche Knocheninvasion *oder* perineurale Invasion *oder* tiefe Invasion*

T4a Tumor mit makroskopischer Knocheninvasion/Knochenmarksinvasion

T4b Tumor mit Invasion des Achsenskeletts eingeschlossen Foramina und/oder Beteiligung des vertebralen Foramens bis zum Epiduralraum

Anmerkung

*Eine „tiefe Invasion" ist definiert als Invasion jenseits des subkutanen Fettgewebes oder > 6 mm (gemessen vom Stratum granulosum der benachbarten Epidermis bis zur Basis des Tumors). Eine perineurale Invasion als Kriterium für T3 ist definiert als klinische oder radiologische Beteiligung benannter Nerven ohne Beteiligung der Foramina oder der Schädelbasis.

Im Falle multipler simultaner Tumoren wird der Tumor mit der höchsten T-Kategorie klassifiziert und die Anzahl abgrenzbarer Tumoren in Klammern angegeben, z. B. T2(5).

N – Regionäre Lymphknoten

NX Regionäre Lymphknoten können nicht beurteilt werden
N0 Keine regionären Lymphknotenmetastasen
N1 Metastase(n) in einem regionären Lymphknoten, 3 cm oder weniger in größter Ausdehnung
N2 Metastase(n) in einem Lymphknoten, mehr als 3 cm, aber nicht mehr als 6 cm in größter Ausdehnung *oder* in multiplen Lymphknoten, keiner mehr als 6 cm in größter Ausdehnung
N3 Metastase(n) in einem Lymphknoten, mehr als 6 cm in größter Ausdehnung

M – Fernmetastasen

M0 Keine Fernmetastasen
M1 Fernmetastasen

Anmerkung

Bilaterale oder kontralaterale Lymphknotenmetastasen in Nicht-Melanom-Karzinomen und nicht in der Kopf-Hals-Haut lokalisiert werden als Fernmetastasen klassifiziert.

pTNM: Pathologische Klassifikation

Die pT- und pN-Kategorien entsprechen den T- und N-Kategorien. Für pM siehe Seite 12.

pN0 Regionäre Lymphadenektomie und histologische Untersuchung üblicherweise von 6 oder mehr Lymphknoten.
Wenn die untersuchten Lymphknoten tumorfrei sind, aber die Zahl der üblicherweise untersuchten Lymphknoten nicht erreicht wird, soll pN0 klassifiziert werden und in Klammern die Zahl der untersuchten Lymphknoten hinzugefügt werden.

Stadien – Hautkarzinome

Stadium 0	Tis	N0	M0
Stadium I	T1	N0	M0
Stadium II	T2	N0	M0
Stadium III	T3	N0	M0
	T1, T2, T3	N1	M0
Stadium IV	T1, T2, T3	N2, N3	M0
	T4	Jedes N	M0
	Jedes T	Jedes N	M1

Prognosefaktoren-Gitter – Karzinom der Haut

Prognosefaktoren	Tumor-bezogen	Wirt-bezogen	Umwelt-bezogen
Essentiell*	TNM Histopathologischer Typ Lokalisation Dicke PNI (klinisch)	Immunsuppression Rezidiverkrankung	Chirurgische Ränder Vorausgegangene Radiotherapie
Zusätzlich	Tumorgrenzen Differenzierung Wachstumsrate LVSI PNI (inzidentell)	Genetische Faktoren Gorlln-Syndrom Alter Chronische Entzündung Narben, Verbrennungen	Rauchen (SCC)
Neu und vielversprechend	SLNB Gestörte zelluläre Pfade		Virale Ätiologie Hochkonformationsstrahlentherapie Targeted Therapien Intraläsionale Therapien

Quelle: Manual of Clinical Oncology, 9th ed. O'Sullivan B, Brierley J, D'Cruz A, Fey M, Pollock R, Vermorken J, Huang S. Wiley-Blackwell Oxford. 2015.

Hautkarzinom des Kopf-Hals-Bereiches
(ICD-O-3 C00.0, 1, 6 C44.0 C44.2–4)

Regeln zur Klassifikation

Die Klassifikation gilt nur für Hautkarzinome des Kopf-Hals-Bereiches ausgeschlossen Hautkarzinome des Augenlids, Merkelzellkarzinome und maligne Melanome.
Histologische Diagnosesicherung und Unterteilung nach histologischem Typ, z. B. Basalzellkarzinom, Plattenepithelkarzinom, Talgdrüsenkarzinom – ist erforderlich.
Verfahren zur Bestimmung der T-, N- und M-Kategorien sind:

T-Kategorien: Klinische Untersuchung
N-Kategorien: Klinische Untersuchung und bildgebende Verfahren
M-Kategorien: Klinische Untersuchung und bildgebende Verfahren

Anatomische Bezirke

Folgende Bezirke werden entsprechend ihren topographischen ICD-O Rubriken unterschieden:

- Lippenhaut (C44.0)
- Oberlippe, Lippenrot (C00.0)
- Unterlippe, Lippenrot (C00.1)
- Mundwinkel (C00.6)
- Haut des äußeren Ohres (C44.2)
- Andere Partien der Gesichtshaut (C44.3)
- Haut von Kopf und Hals (C44.4)

TNM: Klinische Klassifikation

T – Primärtumor
TX   Primärtumor kann nicht beurteilt werden
T0   Kein Anhalt für Primärtumor
Tis Carcinoma in situ

T1   Tumor 2 cm oder weniger in größter Ausdehnung
T2   Tumor mehr als 2 cm aber nicht mehr als 4 cm in größter Ausdehnung

T3 Tumor mehr als 4 cm in größter Ausdehnung *oder* oberflächliche Knocheninvasion *oder* perineurale Invasion *oder* tiefe Invasion*

T4a Tumor mit makroskopischer Knocheninvasion/Knochenmarksinvasion

T4b Tumor mit Invasion des Achsenskeletts eingeschlossen Foramina und/oder Beteiligung des vertebralen Foramens bis zum Epiduralraum

Anmerkung

*Eine „tiefe Invasion" ist definiert als Invasion jenseits des subkutanen Fettgewebes oder > 6 mm (gemessen vom Stratum granulosum der benachbarten Epidermis bis zur Basis des Tumors). Eine perineurale Invasion als Kriterium für T3 ist definiert als klinische oder radiologische Beteiligung benannter Nerven ohne Beteiligung der Foramina oder der Schädelbasis.

N – Regionäre Lymphknotenmetastasen

NX Regionäre Lymphknotenmetastasen können nicht beurteilt werden

N0 Keine regionären Lymphknotenmetastasen

N1 Regionäre Lymphknotenmetastasen

N2 Metastase(n) wie nachfolgend beschrieben:

    N2a Metastase(n) in solitärem ipsilateralem Lymphknoten, mehr als 3 cm, aber nicht mehr als 6 cm in größter Ausdehnung ohne extranodale Ausbreitung

    N2b Metastasen in multiplen ipsilateralen Lymphknoten, keiner mehr als 6 cm in größter Ausdehnung, ohne extranodale Ausbreitung

    N2c Metastasen in bilateralen oder kontralateralen Lymphknoten, keiner mehr als 6 cm in größter Ausdehnung, ohne extranodale Ausbreitung

N3a Metastase(n) in Lymphknoten, mehr als 6 cm in größter Ausdehnung ohne extranodale Ausbreitung

N3b Metastase(n) in einem einzelnen oder multiplen Lymphknoten, klinisch mit extranodaler Ausbreitung*

Anmerkung

*Das Vorhandensein einer Beteiligung (Invasion) der Haut oder der Weichteile oder klinische Zeichen einer Nervenbeteiligung wird als

klinische extranodale Ausbreitung angesehen.
In der Mittellinie gelegene Lymphknoten gelten als ipsilateral.

M – Fernmetastasen
M0 Keine Fernmetstasen
M1 Fernmetastasen

pTNM: Pathologische Klassifikation

Die pT-Kategorien entsprechen den T-Kategorien. Für pM siehe Seite 12.

pN – Regionäre Lymphknoten
pNX Regionäre Lymphknoten können nicht beurteilt werden
pN0 Keine regionären Lymphknotenmetastasen
pN1 Metastase(n) in solitärem ipsilateralen Lymphknoten, 3 cm oder weniger in größter Ausdehnung, ohne extranodale Ausbreitung
pN2 Metastase(n) wie nachfolgend beschrieben:
    pN2a Metastase(n) in solitärem ipsilateralen Lymphknoten, 3 cm oder weniger in größter Ausdehnung, mit extranodaler Ausbreitung oder mehr als 3 cm aber nicht mehr als 6 cm in größter Ausdehnung, ohne extranodale Ausbreitung
    pN2b Metastasen in multiplen ipsilateralen Lymphknoten, keine mehr als 6 cm in größter Ausdehnung, ohne extranodale Ausbreitung
    pN2c Metastasen in bilateralen oder kontralateralen Lymphknoten, keiner mehr als 6 cm in größter Ausdehnung, ohne extranodale Ausbreitung
pN3a Metastase(n) in einem Lymphknoten, mehr als 6 cm in größter Ausdehnung, ohne extranodale Ausbreitung
pN3b Metastase(n) in einem Lymphknoten mehr als 3 cm in größter Ausdehnung mit extranodaler Ausbreitung oder in multiplen ipsilateralen, kontralateralen oder bilateralen Lymphknoten mit extranodaler Ausbreitung

Stadien – Hautkarzinome des Kopf-Hals-Bereiches

Stadium	T	N	M
Stadium 0	Tis	N0	M0
Stadium I	T1	N0	M0
Stadium II	T2	N0	M0
Stadium III	T3	N0	M0
	T1, T2, T3	N1	M0
Stadium IVA	T1, T2, T3	N2, N3	M0
	T4	Jedes N	M0
Stadium IVB	Jedes T	Jedes N	M1

Karzinom der Haut des Augenlids
(ICD-O-3 C44.1)

Regeln zur Klassifikation

Histologische Diagnosesicherung und Unterteilung der Fälle nach histologischem Typ – z. B. Basalzellkarzinom, Plattenepithelkarzinom, Talgdrüsenkarzinom – ist erforderlich. Maligne Melanome des Augenlids werden wie maligne Melanome der Haut klassifiziert, siehe Seite 186. Verfahren zur Bestimmung der T-, N- und M-Kategorien sind:

T-Kategorien: Klinische Untersuchung
N-Kategorien: Klinische Untersuchung und bildgebende Verfahren
M-Kategorien: Klinische Untersuchung und bildgebende Verfahren

Regionäre Lymphknoten

Die regionären Lymphknoten sind die präaurikulären, submandibulären und zervikalen Lymphknoten.

TNM: Klinische Klassifikation

T – Primärtumor

TX Primärtumor kann nicht beurteilt werden
T0 Kein Anhalt für Primärtumor
Tis Carcinoma in situ

T1 Tumor 10 mm oder weniger in größter Ausdehnung
    T1a ohne Infiltration des Tarsus oder des Lidrandes
    T1b mit Invasion des Tarsus oder des Lidrandes
    T1c Infiltration der ganzen Breite des Augenlids
T2 Tumor mehr als 10 mm, aber nicht mehr als 20 mm in größter Ausdehnung
    T2a ohne Infiltration des Tarsus oder des Lidrandes
    T2b mit Infiltration des Tarsus oder des Lidrandes
    T2c Infiltration der ganzen Breite des Augenlids

| T3 | Tumor mehr als 20 mm aber nicht mehr als 30 mm in größter Ausdehnung
| | T3a ohne Infiltration des Tarsus oder des Lidrandes
| | T3b mit Infiltration des Tarsus oder Lidrandes
| | T3c Infiltration der ganzen Breite des Lidrandes
| T4 | Tumor mit Infiltration von Strukturen des Auges, der Orbita oder des Gesichts
| T4a | Tumor mit Infiltration von Strukturen des Auges und der Orbita
| T4b | Tumor infiltriert (oder ulzeriert durch) die knöcherne Wand der Orbita oder breitet sich in die Nasennebenhöhlen aus oder infiltriert den Tränensack/Tränengang oder das Gehirn

N – Regionäre Lymphknotenmetastasen

| NX | Regionäre Lymphknoten können nicht beurteilt werden
| N0 | Keine regionären Lymphknotenmetastasen
| N1 | Metastase(n) in einem solitären, ipsilateralen Lymphknoten, 3 cm oder weniger in größter Ausdehnung
| N2 | Metastase(n) in einem solitärem, ipsilateralen Lymphknoten, mehr als 3 cm in größter Ausdehnung *oder* in bilateralen oder in kontralateralen Lymphknoten

M – Fernmetastasen

| M0 | Keine Fernmetstasen
| M1 | Fernmetaastasen

pTNM: Pathologische Klassifikation

Die pT- und pN-Kategorien entsprechen den T- und N-Kategorien. Für pM siehe Seite 12.

Stadien – Karzinom des Augenlids

Stadium 0	Tis	N0	M0
Stadium IA	T1	N0	M0
Stadium IB	T2a	N0	M0
Stadium IIA	T2b, T2c, T3	N0	M0
Stadium IIB	T4	N0	M0
Stadium IIIA	Jedes T	N1	M0
Stadium IIIB	Jedes T	N2	M0
Stadium IV	Jedes T	Jedes N	M1

Prognosefaktoren-Gitter – Karzinom des Augenlids

Prognose-faktoren	Tumor-bezogen	Wirt-bezogen	Umwelt-bezogen
Essentiell*	Lokalisation (schlechtere Prognose bei Tumoren mit Ausdehnung auf Orbita oder Nebenhöhlen)	Immunsuppression Regionäre Lymphknotenmetastasen Fernmetastasen zum Zeitpunkt der Erstdiagnose	
Zusätzlich	Noduläre Basalzellkarzinome mit besserer Prognose als morpheaähnliche Basalzellkarzinome Talgdrüsenkarzinome und maligne Melanome mit schlechterer Prognose als Basalzellkarzinome und Plattenepithelkarzinome		
Neu und vielversprechend	Verbesserungen der lokalen Kontrolle gehen mit niedrigerer Rezidiv-Rate einher		

Quelle: Manual of Clinical Oncology, 9th ed. O'Sullivan B, Brierley J, D'Cruz A, Fey M, Pollock R, Vermorken J, Huang S. Wiley-Blackwell Oxford. 2015.

Malignes Melanom der Haut
(ICD-O-3 C44, C51.0, C60.9, C63.2)

Regeln zur Klassifikation

Histologische Bestätigung der Diagnose ist erforderlich.
Verfahren zur Bestimmung der N- und M-Kategorien sind:

N-Kategorien: Klinische Untersuchung und bildgebende Verfahren
M-Kategorien: Klinische Untersuchung und bildgebende Verfahren

Anmerkung der Übersetzer
Ein histologisches Grading wird nicht angewendet.

Regionäre Lymphknoten

Die regionären Lymphknoten entsprechen der jeweiligen Lokalisation des Primärtumors (s. Definitionen S. 174).

TNM: Klinische Klassifikation

T – Primärtumor
Die Ausbreitung des Tumors wird nach Exzision klassifiziert (siehe pT, Seite 188).

N – Regionäre Lymphknoten
NX   Regionäre Lymphknoten können nicht beurteilt werden
N0   Keine regionären Lymphknotenmetastasen
N1   Metastase(n) in einem solitären regionären Lymphknoten oder intralymphatische regionäre Metastasen *ohne* regionäre Lymphknotenmetastasen
  N1a   Nur mikroskopische Metastase(n) (klinisch okkult)
  N1b   Makroskopische Lymphknotenmetastase(n) (klinisch nachweisbar)
  N1c   Satellit(en) oder In-transit-Metastase(n) *ohne* regionäre Lymphknotenmetastasen

N2 Metastasen in 2 oder 3 regionären Lymphknoten oder intralymphatische regionäre Metastasen *mit* regionären Lymphknotenmetastasen
  N2a Nur mikroskopische Metastasen
  N2b Makroskopische Lymphknotenmetastasen
  N2c Satellit(en) oder In-transit-Metastase(n) *mit* regionäre Lymphknotenmetastasen
N3 Metastasen in 4 oder mehr regionären Lymphknoten oder verbackene regionäre Lymphknotenmetastasen oder Satellit(en) oder In-transit-Metastase(n) *mit* regionären Lymphknotenmetastasen in 2 oder mehr regionären Lymphknoten
  N3a Nur mikroskopische Metastasen
  N3b Makroskopische Lymphknotenmetastasen
  N3c Satellit(en) oder In-transit-Metastase(n) mit 2 oder mehr regionäre Lymphknotenmetastasen

Anmerkung

Satelliten sind Tumornester oder -knoten (makroskopisch oder mikroskopisch) innerhalb eines Abstandes von 2 cm vom Primärtumor. Intransit-Metastasen sind Metastasen der Haut oder Subkutis, die mehr als 2 cm vom Primärtumor entfernt, aber nicht jenseits der regionären Lymphknoten liegen.

M – Fernmetastasen*

M0 Keine Fernmetastasen
M1 Fernmetastasen
  M1a Metastase(n) in Haut, Subkutis oder Lymphknoten jenseits der regionären Lymphknoten
  M1b Lungenmetastase(n)
  M1c Metastasen anderer Lokalisation außer ZNS
  M1d Fernmetastase(n) im ZNS

Suffixe* für die M-Kategorie

(0) LDH nicht erhöht
(1) LDH erhöht

so dass M1a(1) Metastase(n) in Haut, Subkutis oder Lymphknoten jenseits der regionären Lymphknoten mit LDH-Erhöhung entspricht.

pTNM: Pathologische Klassifikation

pT – Primärtumor

pTX	Primärtumor kann nicht beurteilt werden
pT0	Kein Primärtumor
pTis	Melanoma in situ
pT1	Tumor 1 mm oder weniger dick
pT1a	Tumor weniger als 0,8 mm dick ohne Ulzeration
pT1b	Tumor weniger als 0,8 mm dick mit Ulzeration oder 0,8 bis 1,0 mm dick mit/ohne Ulzeration
pT2	Tumor mehr als 1 mm, aber nicht mehr als 2 mm dick
pT2a	Ohne Ulzeration
pT2b	Mit Ulzeration
pT3	Tumor mehr als 2 mm, aber nicht mehr als 4 mm dick
pT3a	Ohne Ulzeration
pT3b	Mit Ulzeration
pT4	Tumor mehr als 4 mm dick
pT4a	Ohne Ulzeration
pT4b	Mit Ulzeration

Anmerkung

pTX schließt oberflächliche Biopsien („shave biopsies") mit ein, und Kurettagematerial, in dem die Dicke des Primärtumors nicht eindeutig bestimmbar ist.

pN – Regionäre Lymphknoten

Die pN-Kategorien entsprechen den N-Kategorien.

pN0 Regionäre Lymphadenektomie und histologische Untersuchung üblicherweise von 6 oder mehr Lymphknoten.
Weiteres hierzu S. 9.

Eine Klassifikation, die allein auf der Untersuchung des Schildwächterlymphknotens („sentinel lymph node") ohne nachfolgende Untersuchung der Lymphknoten beruht, sollte mit dem Zusatz (sn) bezeichnet werden, z. B. (p)N1(sn) (siehe Seite 9 der Einleitung).

pM – Fernmetastasen
Für pM siehe Seite 12.

Klinische Stadien – Malignes Melanom der Haut

Stadium 0	pTis	N0	M0
Stadium IA	pT1a	N0	M0
Stadium IB	pT1b	N0	M0
	pT2a	N0	M0
Stadium IIA	pT2b	N0	M0
	pT3a	N0	M0
Stadium IIB	pT3b	N0	M0
	pT4a	N0	M0
Stadium IIC	pT4b	N0	M0
Stadium III	Jedes T	N1, N2, N3	M0
Stadium IV	Jedes T	Jedes N	M1

Pathologische Stadien*

Stadium 0	pTis	N0	M0
Stadium I	pT1	N0	M0
Stadium IA	pT1a	N0	M0
	pT1b	N0	M0
Stadium IB	pT2a	N0	M0
Stadium IIA	pT2b	N0	M0
	pT3a	N0	M0
Stadium IIB	pT3b	N0	M0
	pT4a	N0	M0
Stadium IIC	pT4b	N0	M0
Stadium III	Jedes pT	N1, N2, N3	M0
Stadium IIIA	pT1a, pT1b, pT2a	N1a, N2a	M0
Stadium IIIB	pT1a, pT1b, pT2a	N1b, N1c, N2b	M0
	pT2b, pT3a	N1, N2a, N2b	M0
Stadium IIIC	pT1a–b, pT2a–b, pT3a	N2c, N3	M0
	pT3b, pT4a	N1, N2, N3	M0
	pT4b	N1, N2	M0
Stadium IIID	pT4b	N3	M0
Stadium IV	Jedes T	Jedes N	M1

Anmerkung

Wenn Lymphknotenmetastasen ohne eindeutigen Primärtumor nachgewiesen werden, soll folgende Stadieneinteilung angewendet werden:

| Stadium IIIB | T0 | N1b, N1c | M0 |
| Stadium IIIC | T0 | N2b, N2c, N3b, N3c | M0 |

Prognosefaktoren-Gitter – Malignes Melanom der Haut

Prognosefaktoren	Tumor-bezogen	Wirt-bezogen	Umwelt-bezogen
Essentiell*	Tumordicke Mitoserate Ulzeration Ausmaß der Metastasen	Lymphozyteninfiltrat Regression	Medikamente, besonders Immunsuppressiva
Zusätzlich	Lymphgefäßinvasion Veneninvasion Perineurale Invasion	Lokalisation Familienanamnese Persönliche Anamnese, besonders Immundefizienz Geschlecht (Frauen besser) Alter (Jüngere besser)	Sonnenexposition Verwendung von Sonnenschutzmitteln
Neu und vielversprechend	Molekulare Biomarker Gen-Expressions-Profil Proteomics miRNA	Immungenetik Andere Eigenschaften der Immunresponse des Wirts	

Quelle: Manual of Clinical Oncology, 9th ed. O'Sullivan B, Brierley J, D'Cruz A, Fey M, Pollock R, Vermorken J, Huang S. Wiley-Blackwell Oxford. 2015.

Merkelzellkarzinom der Haut
(ICD-O-3 C44.0–9, C63.2)

Regeln zur Klassifikation

Die Klassifikation gilt nur für Merkelzellkarzinome. Histologische Bestätigung der Diagnose ist erforderlich.
Verfahren zur Bestimmung der T-, N- und M-Kategorien sind:

T-Kategorien: Klinische Untersuchung
N-Kategorien: Klinische Untersuchung und bildgebende Verfahren
M-Kategorien: Klinische Untersuchung und bildgebende Verfahren

Regionäre Lymphknoten

Die regionären Lymphknoten entsprechen der jeweiligen Lokalisation des Primärtumors (siehe Definitionen Seite 174).

TNM: Klinische Klassifikation

T – Primärtumor
- TX Primärtumor kann nicht beurteilt werden
- T0 Kein Primärtumor
- Tis Carcinoma in situ

- T1 Tumor 2 cm oder weniger in größter Ausdehnung
- T2 Tumor mehr als 2 cm, aber nicht mehr als 5 cm in größter Ausdehnung
- T3 Tumor mehr als 5 cm in größter Ausdehnung
- T4 Tumor infiltriert tiefe extradermale Strukturen, z. B. Knorpel, Skelettmuskel, Faszie oder Knochen

N – Regionäre Lymphknoten
- NX Regionäre Lymphknoten können nicht beurteilt werden
- N0 Keine regionären Lymphknotenmetastasen
- N1 Regionäre Lymphknotenmetastasen

| N2 | In-transit Metastasen *ohne* regionäre Lymphknotenmetastasen
| N3 | In-transit-Metastasen *mit* regionären Lymphknotenmetastasen

Anmerkung

In-transit Metastasen: In-transit-Metastasen sind Metastasen der Haut oder Subkutis, die vom Primärtumor getrennt sind und zwischen Primärtumor und regionären Lymphknoten oder distal des Primärtumors liegen.

M – Fernmetastasen

M0 Keine Fernmetastasen
M1 Fernmetastasen
    M1a Haut, Subkutangewebe oder nichtregionäre Lymphknotenmetastase(n)
    M1b Lunge
    M1c Andere Lokalisation(en)

pTNM: Pathologische Klassifikation

Die pT- und pN-Kategorien entsprechen den T- und N-Kategorien. Für pM siehe 12.

pN0 Regionäre Lymphadenektomie und histologische Untersuchung üblicherweise von 6 oder mehr Lymphknoten.

Wenn die untersuchten Lymphknoten tumorfrei sind, aber die Zahl der üblicherweise untersuchten Lymphknoten nicht erreicht wird, soll pN0 klassifiziert werden und in Klammern die Zahl der untersuchten Lymphknoten hinzugefügt werden.

Anmerkung der Übersetzer

Die Angabe der Zahl der untersuchten Lymphknoten ist in der englischen Fassung nicht vorgesehen, wird aber von der organspezifischen Tumorklassifikation (und den existierenden S3-Leitlinien) empfohlen.

pN – Regionäre Lymphknoten

pNX Regionäre Lymphknoten können nicht beurteilt werden
pN0 Keine regionären Lymphknotenmetastasen

pN1 Regionäre Lymphknotenmetastasen
    pN1a(sn) Mikroskopisch nachweisbare Lymphknotenmetastasen durch eine Untersuchung des Schildwächterlymphknotens
    pN1a Mikroskopisch nachweisbare Lymphknotenmetastasen
    pN1b Makroskopisch nachweisbare Lymphknotenmetastasen (klinisch nachweisbar)
N2 In-transit Metastasen ohne regionäre Lymphknotenmetastasen
N3 In-transit-Metastasen mit regionären Lymphknotenmetastasen

Merkelzellkarzinome

Klinische Stadien

Stadium	T	N	M
Stadium 0	Tis	N0	M0
Stadium I	T1	N0	M0
Stadium IIA	T2, T3	N0	M0
Stadium IIB	T4	N0	M0
Stadium III	Jedes T	N1, N2, N3	M0
Stadium IV	Jedes T	Jedes N	M1

Pathologische Stadien

Stadium	T	N	M
Stadium 0	Tis	N0	M0
Stadium I	T1	N0	M0
Stadium IIA	T2, T3	N0	M0
Stadium IIB	T4	N0	M0
Stadium IIIA	T0	N1b	M0
	T1, T2, T3, T4	N1a, N1a(sn)	M0
Stadium IIIB	T1, T2, T3, T4	N1b, N2, N3	M0
Stadium IV	Jedes T	Jedes N	M1

Mammatumoren
(ICD-O-3 C50)

Einführende Bemerkungen

Die Region wird nach folgendem Schema beschrieben:

- Regeln zur Klassifikation mit den Verfahren für die Bestimmung der T-, N- und M-Kategorien. Zusätzliche Methoden zur Erhöhung der Genauigkeit der Bestimmung vor der Behandlung können benutzt werden
- Anatomische Unterbezirke
- Definition der regionären Lymphknoten
- TNM: Klinische Klassifikation
- pTNM: Pathologische Klassifikation
- G: Histopathologisches Grading
- Stadien
- Prognosefaktoren-Gitter

Regeln zur Klassifikation

Die Klassifikation gilt nur für Karzinome sowohl der männlichen als auch der weiblichen Brust. Histologische Diagnosesicherung ist erforderlich. Der anatomische Unterbezirk sollte registriert werden, er wird jedoch nicht in der Klassifikation berücksichtigt.

Im Falle multipler simultaner Tumoren in einer Brust wird der Tumor mit der höchsten T-Kategorie klassifiziert. Simultane *bilaterale* Mammakarzinome sollen getrennt klassifiziert werden, um eine eventuelle Zuordnung der Tumoren zu verschiedenen histologischen Typen zu ermöglichen.

Verfahren zur Bestimmung der T-, N- und M-Kategorien sind:

T-Kategorien: Klinische Untersuchung und bildgebende Verfahren, z. B. Mammographie

---

TNM – Klassifikation maligner Tumoren, 8. Auflage. Herausgegeben von Ch. Wittekind.
© 2020 WILEY-VCH Verlag GmbH & Co. KGaA. Published 2020 by WILEY-VCH Verlag GmbH & Co. KGaA.

N-Kategorien: Klinische Untersuchung und bildgebende Verfahren
M-Kategorien: Klinische Untersuchung und bildgebende Verfahren

Anatomische Unterbezirke

1. Mamille (C50.0)
2. Zentraler Drüsenkörper (C50.1)
3. Oberer innerer Quadrant (C50.2)
4. Unterer innerer Quadrant (C50.3)
5. Oberer äußerer Quadrant (C50.4)
6. Unterer äußerer Quadrant (C50.5)
7. Axilläre Ausläufer (C50.6)

Regionäre Lymphknoten

Regionäre Lymphknoten sind:

1. *Axilläre (ipsilaterale) Lymphknoten:* interpektorale (Rotter) Lymphknoten und Lymphknoten entlang der V. axillaris und ihrer Äste. Sie können in folgende Level unterteilt werden:
   (i) *Level I (untere Axilla):* Lymphknoten lateral des lateralen Randes des M. pectoralis minor
   (ii) *Level II (mittlere Axilla):* Lymphknoten zwischen dem medialen und lateralen Rand des M. pectoralis minor und interpektorale (Rotter) Lymphknoten
   (iii) *Level III (apikale Axilla):* apikale Lymphknoten und Lymphknoten medial des medialen Randes des M. pectoralis minor ausschließlich der als subklavikulär oder infraklavikulär bezeichneten Lymphknoten
2. *Infraklavikuläre Lymphknoten (subklavikuläre)* (ipsilateral)
3. *Ipsilaterale Lymphknoten an der A. mammaria interna:* Lymphknoten, die entlang dem Rand des Brustbeins in der endothorakalen Faszie der ipsilateralen Interkostalräume lokalisiert sind
4. *Supraklavikuläre Lymphknoten* (ipsilateral)

Anmerkung

Die intramammären Lymphknoten werden als axilläre Lymphknoten klassifiziert.

Jede andere Lymphknotenmetastase wird als Fernmetastase (M1) klassifiziert, einschließlich zervikaler oder kontralateraler Lymphknotenmetastasen an der A. mammaria interna.

TNM: Klinische Klassifikation

T – Primärtumor

TX Primärtumor kann nicht beurteilt werden
T0 Kein Anhalt für Primärtumor
Tis Carcinoma in situ:
    Tis (DCIS) Duktales Carcinoma in situ
    Tis (LCIS) Lobuläres Carcinoma in situ
    Tis (Paget) M. Paget der Mamille ohne nachweisbaren Tumor

Anmerkung

Tis (Paget) ist nicht mit einem invasiven Karzinom und/oder duktalem oder lobulärem Carcinoma in situ kombiniert. Mammakarzinome kombiniert mit M. Paget werden aufgrund der Größe und Charakteristika des Karzinoms im Brustdrüsenparenchym klassifiziert, die Anwesenheit eine M. Paget der Brustwarze sollte aber vermerkt werden.
Das AJCC schließt Tis vom Typ LCIS nicht mit ein.

T1 Tumor 2 cm oder weniger in größter Ausdehnung
    T1mi Mikroinvasion 0,1 cm oder weniger in größter Ausdehnung[1]
    T1a Mehr als 0,1 cm, aber nicht mehr als 0,5 cm in größter Ausdehnung
    T1b Mehr als 0,5 cm, aber nicht mehr als 1 cm in größter Ausdehnung
    T1c Mehr als 1 cm, aber nicht mehr als 2 cm in größter Ausdehnung
T2 Tumor mehr als 2 cm, aber nicht mehr als 5 cm in größter Ausdehnung
T3 Tumor mehr als 5 cm in größter Ausdehnung

T4		Tumor jeder Größe mit direkter Ausdehnung auf Brustwand[2] oder Haut, soweit unter T4a bis T4d beschrieben
	T4a	Ausdehnung auf die Brustwand[2]
	T4b	Ödem (einschließlich Apfelsinenhaut) oder Ulzeration der Brusthaut oder Satellitenknötchen der Haut der gleichen Brust
	T4c	Kriterien 4a und 4b gemeinsam
	T4d	Entzündliches (inflammatorisches) Karzinom[3]

Anmerkungen

[1] Unter Mikroinvasion wird ein Eindringen von Karzinomzellen über die Basalmembran hinaus in das angrenzende Gewebe verstanden, wobei kein Invasionsherd mehr als 0,1 cm in größter Ausdehnung messen darf. Wenn multiple Mikroinvasionsherde vorliegen, wird nur die Ausdehnung des größten Herdes für die Klassifikation verwendet. (Eine Summe aus der Größe aller Mikroinvasionsherde darf nicht gebildet werden.) Das Vorhandensein multipler Mikroinvasionsherde sollte ebenso wie bei multiplen größeren Karzinomen festgehalten werden.

[2] Die Brustwand schließt die Rippen, die Interkostalmuskeln und den vorderen Serratusmuskel mit ein, nicht aber die Pektoralismuskulatur.

[3] Das entzündliche (inflammatorische) Karzinom der Brust ist durch eine diffuse braune Induration der Haut mit erysipelähnlichem Rand gekennzeichnet, gewöhnlich ohne eine darunter befindliche palpable Tumormasse. Wenn die Hautbiopsie negativ ist und sich kein lokalisierter messbarer Primärtumor findet, entspricht dies dem klinischen entzündlichen (inflammatorischen) Karzinom (T4d), bei der pathologischen Klassifikation pTX.

Einziehungen der Haut oder der Mamille oder andere Hautveränderungen außer denjenigen, die unter T4b und T4d aufgeführt sind, können in T1, T2 oder T3 vorkommen, ohne die T-Klassifikation zu beeinflussen.

N – Regionäre Lymphknoten

NX	Regionäre Lymphknoten können nicht beurteilt werden (z. B. vor klinischer Klassifikation bioptisch entfernt)
N0	Keine regionären Lymphknotenmetastasen

N1 Metastase(n) in beweglichen ipsilateralen axillären Lymphknoten der Level I und II

N2 Metastase(n) in ipsilateralen axillären Lymphknoten der Level I und II, untereinander oder an andere Strukturen fixiert *oder* in klinisch erkennbaren[1] ipsilateralen Lymphknoten entlang der A. mammaria interna *in Abwesenheit* klinisch erkennbarer axillärer Lymphknotenmetastasen

    N2a Metastase(n) in ipsilateralen axillären Lymphknoten, untereinander oder an andere Strukturen fixiert

    N2b Metastase(n) in klinisch erkennbaren[1] ipsilateralen Lymphknoten entlang der A. mammaria interna *in Abwesenheit* klinisch erkennbarer axillärer Lymphknotenmetastasen

N3 Metastase(n) in ipsilateralen infraklavikulären Lymphknoten (Level III) mit oder ohne Beteiligung der axillären Lymphknoten des Level I und II *oder* in klinisch erkennbaren[1] ipsilateralen Lymphknoten entlang der A. mammaria interna in Anwesenheit klinisch erkennbarer axillärer Lymphknotenmetastasen des Level I und II *oder* Metastase(n) in ipsilateralen supraklavikulären Lymphknoten mit oder ohne Beteiligung der axillären Lymphknoten oder der Lymphknoten entlang der A. mammaria interna

    N3a Metastase(n) in ipsilateralen infraklavikulären Lymphknoten

    N3b Metastase(n) in ipsilateralen Lymphknoten entlang der A. mammaria interna in Anwesenheit axillärer Lymphknotenmetastasen

    N3c Metastase(n) in ipsilateralen supraklavikulären Lymphknoten

Anmerkung

[1] Als „klinisch erkennbar" werden Metastasen bezeichnet, die durch klinische Untersuchung oder durch bildgebende Verfahren (ausgeschlossen Lymphszintigraphie) diagnostiziert werden und die hoch verdächtig auf Malignität sind oder eine vermutete pathologische Metastase nachgewiesen durch eine Feinnadelaspiration und zytologische Untersuchung. Eine Bestätigung einer „klinisch erkennbaren" Metastase durch

eine Feinnadelbiopsie mit zytologischer Untersuchung allerdings ohne bioptische Sicherung wird mit einem Suffix „f" gekennzeichnet, z. B. cN3a(f).

Eine Exzisionsbiopsie eines Lymphknotens oder eine Biopsie eines Schildwächterlymphknotens, in der Abwesenheit einer pT-Kategorie, wird klinisch klassifiziert, also cN1. Eine pathologische Klassifikation (pN) bei der Exzision eines Schildwächterlymphknotens kann nur beim Vorliegen einer pT-Kategorie verwendet werden.

M – Fernmetastasen
M0 Keine Fernmetastasen
M1 Fernmetastasen

pTNM: Pathologische Klassifikation

pT – Primärtumor
Die pathologische Klassifikation erfordert die Untersuchung des Primärtumors ohne makroskopisch erkennbaren Tumor an den Resektionsrändern.

Ein Fall kann nach pT klassifiziert werden, wenn an den Resektionsrändern nur histologisch Tumor nachgewiesen wird.

Die pT-Kategorien entsprechen den T-Kategorien.

Anmerkungen
Bei der pT-Klassifikation wird zur Bestimmung der Tumorgröße nur die *invasive* Komponente gemessen.

Wenn eine große In-situ-Komponente (z. B. 4 cm) und eine kleine invasive Komponente (z. B. 0,5 cm) vorhanden sind, wird der Tumor als pT1a klassifiziert.

pN – Regionäre Lymphknoten
Die pathologische Klassifikation erfordert die Resektion und Untersuchung zumindest der unteren axillären Lymphknoten (Level I, siehe Seite 196).

Hierbei werden üblicherweise 6 oder mehr Lymphknoten histologisch untersucht.
Wenn die untersuchten Lymphknoten tumorfrei sind, aber die Zahl der üblicherweise untersuchten Lymphknoten nicht erreicht wird, soll pN0 klassifiziert werden und in Klammern die Zahl der untersuchten Lymphknoten hinzugefügt werden.

Anmerkung der Übersetzer
Die Angabe der Zahl der untersuchten Lymphknoten ist in der englischen Fassung nicht vorgesehen, wird aber von der organspezifischen Tumorklassifikation (und den existierenden S3-Leitlinien) empfohlen.

pNX   Regionäre Lymphknoten können nicht beurteilt werden (zur Untersuchung nicht entnommen oder bereits früher entfernt)

pN0   Keine regionären Lymphknotenmetastasen

Anmerkung
Fälle mit isolierten Tumorzellen (ITC) in regionären Lymphknoten werden als pN0 klassifiziert. Isolierte Tumorzellen sind definiert als einzelne Tumorzellen oder kleine Kluster von Zellen, die nicht größer als 0,2 mm in der größten Ausdehnung sind und die üblicherweise durch immunhistochemische oder molekulare Methoden entdeckt und manchmal in der HE-Färbung verifiziert werden können. Als zusätzliches Kriterium wurde vorgeschlagen, ein Kluster von weniger als 200 Zellen (in einem histologischen Schnitt) einzuschließen. Lymphknoten, die nur isolierte Tumorzellen enthalten, werden nicht bei der Zählung von Lymphknoten mit Metastasen berücksichtigt. Sie sollen aber in die Zählung der gesamt untersuchten Lymphknoten mit einbezogen werden. Siehe Einleitung S. 10.

pN1   Mikrometastasen; Metastase(n) in 1–3 ipsilateralen axillären Lymphknoten und/oder ipsilateralen Lymphknoten entlang der A. mammaria interna mit mikroskopischer(en) Metastase(n), nachgewiesen durch Untersuchung des Schildwächterlymphknotens, aber nicht klinisch erkennbar[1]

    pN1mi   Mikrometastase(n) (größer als 0,2 mm und/oder mehr als 200 Tumorzellen aber nicht größer als 0,2 cm)

pN1a Metastase(n) in 1–3 axillären Lymphknoten, zumindest eine Metastase mehr als 0,2 cm in größter Ausdehnung
pN1b Lymphknoten entlang der ipsilateralen A. mammaria interna mit Metastasen, nicht klinisch erkennbar
pN1c Metastasen in 1–3 axillären Lymphknoten, zumindest eine Metastase mehr als 0,2 cm in größter Ausdehnung, *und* Lymphknoten entlang der A. mammaria interna, nicht klinisch erkennbar

pN2 Metastase(n) in 4–9 axillären Lymphknoten *oder* in klinisch erkennbaren ipsilateralen Lymphknoten entlang der A. mammaria interna ohne axilläre Lymphknotenmetastasen
  pN2a Metastasen in 4–9 axillären Lymphknoten, zumindest eine Metastase mehr als 0,2 cm in größter Ausdehnung
  pN2b Metastase(n) in klinisch erkennbaren Lymphknoten entlang der A. mammaria interna ohne axillärer Lymphknotenmetastasen

pN3 Metastasen wie nachfolgend beschrieben:
  pN3a Metastase(n) in 10 oder mehr axillären Lymphknoten (zumindest eine größer als 0,2 cm) *oder* in ipsilateralen infraklavikulären Lymphknoten (Level-II-Lymphknoten)
  pN3b Metastase(n) in klinisch erkennbaren Lymphknoten entlang der A. mammaria interna mit mindestens einer axillären Lymphknotenmetastase *oder* Lymphknotenmetastasen in mehr als 3 axillären Lymphknoten und in Lymphknoten entlang der A. mammaria interna, nachgewiesen durch Untersuchung des/der Schildwächterlymphknoten(s), aber nicht klinisch erkennbar[1]
  pN3c Metastase(n) in ipsilateralen supraklavikulären Lymphknoten

ypN nach Behandlung

- yp „N" (nach der Behandlung) sollte ausgewertet werden ähnlich wie mit den klinischen (vor der Behandlung) Methoden, wie oben erwähnt. Der Zusatz „sn" wird nur dann verwendet, wenn eine Schildwächterlymphknotenuntersuchung nach der Behandlung vorgenommen wurde. Wenn kein Zusatz angegeben ist, ist davon auszugehen,

dass die Untersuchung der axillären Lymphknoten an durch Dissection entfernten Lymphknoten vorgenommen wurde.
- Der Zusatz „X" wird dann verwendet (ypNX) wenn nach der Behandlung keine Untersuchung des Schildwächterlymphknotens oder eines Axilladissektates erfolgte.
- Die N-Kategorien entsprechen den pN-Kategorien.

Anmerkung
[1] Als „klinisch erkennbar" werden Metastasen bezeichnet, die durch klinische Untersuchung oder durch bildgebende Verfahren (ausgeschlossen Lymphszintigraphie) diagnostiziert werden und die hoch verdächtig auf Malignität sind oder eine vermutete pathologische Metastase nachgewiesen durch eine Feinnadelaspiration und zytologische Untersuchung.

[2] „Nicht klinisch erkennbar" wird definiert als nicht durch bildgebende Verfahren erkennbar (ausgeschlossen Lymphszintigraphie) oder nicht erkennbar durch klinische Untersuchung.

pM – Fernmetastasen
Für pM siehe Einleitung Seite 12.

G: Histopathologisches Grading

Für invasive Karzinome wird das Grading nach Elston und Ellis empfohlen [siehe: Elston CW, Ellis IO. Pathological prognostic factors in breast cancer. The value of histological grade in breast cancer: experience from a large study with long-term follow-up. Histopathology 1991; 19:403–410].

Stadien[1] – Mammatumoren

Stadium 0	Tis	N0	M0
Stadium IA	T1[2]	N0	M0
Stadium IB	T0, T1	N1mi	M0
Stadium IIA	T0, T1[2]	N1	M0
	T2	N0	M0
Stadium IIB	T2	N1	M0
	T3	N0	M0
Stadium IIIA	T0, T1[2], T2	N2	M0
	T3	N1, N2	M0
Stadium IIIB	T4	N0, N1, N2	M0
Stadium IIIC	Jedes T	N3	M0
Stadium IV	Jedes T	Jedes N	M1

Anmerkungen

[1] Das AJCC publiziert zusätzlich eine prognostische Gruppeneinteilung für Tumoren der Brust.

[2] T1 schließt T1mi ein.

Prognosefaktoren-Gitter – Mammatumoren

Prognosefaktoren	Tumor-bezogen	Wirt-bezogen	Umwelt-bezogen
Essentiell*	Östrogenrezeptor HER2-Rezeptor Histologischer Grad Anzahl und Prozentsatz der beteiligten Lymphknoten Tumorgröße Vorhandensein einer Lymphgefäß- und Veneninvasion Chirurgische Resektionsränder	Alter Menopausenstatus	Vorausgegangene Strahlentherapie des Thorax oder Mediastinum (z. B. wegen Hodgkin-Lymphom)
Zusätzlich	Progesteronrezeptor Tumorprofil (UPA, PAI1)	BRCA1- und BRCA2-Mutationen starkes Übergewicht	Anwendung einer postmenopausalen Hormonersatztherapie
Neu und vielversprechend	Ki-67	Aktivitäts- und Trainingszustand Single nucleotide Polymorphismen (SNP) assoziiert mit Medikamentenstoffwechsel	

Quelle: Manual of Clinical Oncology, 9th ed. O'Sullivan B, Brierley J, D'Cruz A, Fey M, Pollock R, Vermorken J, Huang S. Wiley-Blackwell Oxford. 2015.

Gynäkologische Tumoren

Einführende Bemerkungen

Folgende anatomische Bezirke werden behandelt:
- Vulva
- Vagina
- Cervix uteri
- Corpus uteri
  - Endometrium
  - Uterussarkome
- Ovar, Tuba uterina (Tuba Fallopii) und primäre peritoneale Karzinome
- Trophoblastäre Schwangerschaftstumoren

Die Cervix uteri und das Corpus uteri waren unter den ersten Lokalisationen, die durch das TNM-System klassifiziert wurden. Die von der League of Nations festgelegten Stadien für Zervixkarzinome finden mit geringen Veränderungen seit mehr als 50 Jahren Anwendung und sind von der Federation Internationale de Gynecologie et d'Obstetrique (FIGO) anerkannt. Aus diesem Grund wurden die TNM-Kategorien so definiert, dass sie mit den FIGO-Stadien übereinstimmen. FIGO, UICC und AJCC arbeiten in der Weiterentwicklung der Klassifikationen gynäkologischer Tumoren eng zusammen. Die Klassifikation von Tumoren des Ovars, der Tube und primärer peritonealer Karzinome wurde entsprechend der kürzlich vorgenommen Neuerungen der FIGO angepasst (Prat J. FIGO Committee on Gynecologic Oncolog. Staging classification for cancer of the ovar, fallopian tube, and peritoneum. Int J Gynecol Obstet 2014; 124: 1–5).

TNM – Klassifikation maligner Tumoren, 8. Auflage. Herausgegeben von Ch. Wittekind.
© 2020 WILEY-VCH Verlag GmbH & Co. KGaA. Published 2020 by WILEY-VCH Verlag GmbH & Co. KGaA.

Jeder Bezirk wird nach folgendem Schema beschrieben

- Regeln zur Klassifikation mit den Verfahren für die Bestimmung der T-, N- und M-Kategorien. Zusätzliche Methoden zur Erhöhung der Genauigkeit der Bestimmung vor Behandlung können benutzt werden
- Anatomische Unterbezirke, falls erforderlich
- Definition der regionären Lymphknoten
- TNM: Klinische Klassifikation
- pTNM: Pathologische Klassifikation
- Stadien
- Prognosefaktoren-Gitter

Histopathologisches Grading

Die folgenden Definitionen der G-Kategorien gelten für alle Tumoren außer trophoblastäre Schwangerschaftstumoren.

G – Histopathologisches Grading

GX Differenzierungsgrad kann nicht bestimmt werden
G1 Gut differenziert
G2 Mäßig differenziert
G3 Schlecht differenziert oder undifferenziert

Vulva
(ICD-O-3 C51)

Die Definitionen der T-, N- und M-Kategorien entsprechen den verschiedenen FIGO-Stadien.

Regeln zur Klassifikation

Die Klassifikation gilt nur für primäre Karzinome der Vulva. Histologische Diagnosesicherung ist erforderlich.
Ein Karzinom der Vulva, das sich auf die Vagina ausbreitet, soll als Vulvakarzinom klassifiziert werden.
Verfahren zur Bestimmung der T-, N- und M-Kategorien sind:

T-Kategorien: Klinische Untersuchung, Endoskopie und bildgebende Verfahren
N-Kategorien: Klinische Untersuchung und bildgebende Verfahren
M-Kategorien: Klinische Untersuchung und bildgebende Verfahren

Die FIGO-Stadien beruhen auf chirurgischem Staging, die TNM-Stadien auf klinischer und/oder pathologischer Klassifikation.

Regionäre Lymphknoten

Die regionären Lymphknoten sind die inguinofemoralen (Leisten-) Lymphknoten.

TNM: Klinische Klassifikation

T – Primärtumor
TX Primärtumor kann nicht beurteilt werden
T0 Kein Anhalt für Primärtumor
Tis Carcinoma in situ (präinvasives Karzinom), intraepitheliale Neoplasie Grad III (VIN III)

Gynäkologische Tumoren

T1 Tumor begrenzt auf Vulva oder Vulva und Perineum
    T1a Tumor 2 cm oder weniger in größter Ausdehnung und mit einer Stromainvasion nicht größer als 1,0 mm[1]
    T1b Tumor mehr als 2cm in größter Ausdehnung und/oder mit einer Stromainvasion von mehr als 1,0 mm[1]
T2 Tumor infiltriert eine der folgenden Strukturen: unteres Drittel der Urethra, unteres Drittel der Vagina, Anus
T3[2] Tumor infiltriert eine der folgenden Strukturen: obere zwei Drittel der Urethra, obere zwei Drittel der Vagina, Blasenschleimhaut, Rektumschleimhaut, oder ist an Beckenknochen fixiert

Anmerkungen

[1] Die Invasionstiefe wird gemessen von der Epithel-Stroma-Grenze der angrenzenden oberflächlichsten dermalen Papille bis zum tiefsten Punkt der Invasion.

[2] Die T3-Kriterien werden in der FIGO-Klassifikation nicht benutzt, sie werden dort als T4 klassifiziert.

N – Regionäre Lymphknoten

NX Regionäre Lymphknoten können nicht beurteilt werden
N0 Keine regionären Lymphknotenmetastasen
N1 Regionäre Lymphknotenmetastasen mit folgenden Eigenschaften:
    N1a Eine oder zwei Lymphknotenmetastase(n), jede kleiner als 5 mm
    N1b Eine Lymphknotenmetastase 5 mm oder größer
N2 Regionäre Lymphknotenmetastasen mt folgenden Eigenschaften:
    N2a 3 oder mehr Lymphknotenmetastasen jede kleiner als 5 mm
    N2b Zwei oder mehr Lymphknotenmetastasen 5 mm oder größer
    N2c Lymphknotenmetastasen mit extrakapsulärer Ausbreitung
N3 Fixierte oder ulzerierte regionäre Lymphknotenmetastasen

M – Fernmetastasen

M0 Keine Fernmetastasen
M1 Fernmetastasen (einschließlich) Beckenlymphknotenmetastasen

pTNM: Pathologische Klassifikation

Die pT- und pN-Kategorien entsprechen den T- und N-Kategorien. Für pM siehe Seite 12.

pN0 Regionäre Lymphadenektomie und histologische Untersuchung üblicherweise von 6 oder mehr Lymphknoten.
Wenn die untersuchten Lymphknoten tumorfrei sind, aber die Zahl der üblicherweise untersuchten Lymphknoten nicht erreicht wird, soll pN0 klassifiziert werden und in Klammern die Zahl der untersuchten Lymphknoten hinzugefügt werden.

Anmerkung der Übersetzer

Die Angabe der Zahl der untersuchten Lymphknoten ist in der englischen Fassung nicht vorgesehen, wird aber von der organspezifischen Tumorklassifikation (und den existierenden S3-Leitlinien) empfohlen.

Stadien – Vulva

Stadium 0	Tis	N0	M0
Stadium I	T1	N0	M0
Stadium IA	T1a	N0	M0
Stadium IB	T1b	N0	M0
Stadium II	T2	N0	M0
Stadium IIIA	T1, T2	N1a, N1b	M0
Stadium IIIB	T1, T2	N2a, N2b	M0
Stadium IIIC	T1, T2	N2c	M0
Stadium IVA	T1, T2	N3	M0
	T3	Jedes N	M0
Stadium IVB	Jedes T	Jedes N	M1

Prognosefaktoren-Gitter – Vulva

Prognosefaktoren	Tumor-bezogen	Wirt-bezogen	Umwelt-bezogen
Essentiell*	Lymphknotenmetastasen Anzahl Größe Extrakapsuläre Ausbreitung		Erfahrung des Behandlungszentrums Betreuung in tertiären Referenzzentren
Zusätzlich	FIGO-Stadium Invasionstiefe Durchmesser des Primär-Tumors Histologischer Typ	Alter Rauchen Benachbarte Dermatosen (LS; VIN) Immunstatus	Chirugische Resektionsränder
Neu und vielversprechend	EGFR-Status p53-Überexpression p16INK4a-Spiegel Mikrogefäßdichte	HPV-Status Hämoglobinwert vor Behandlung	

Quelle: Manual of Clinical Oncology, 9th ed. O'Sullivan B, Brierley J, D'Cruz A, Fey M, Pollock R, Vermorken J, Huang S. Wiley-Blackwell Oxford. 2015.

Vagina
(ICD-O-3 C52)

Die Definitionen der T- und M-Kategorien entsprechen den verschiedenen FIGO-Stadien. Beide Klassifikationen sind zum Vergleich aufgeführt.

Regeln zur Klassifikation

Die Klassifikation gilt nur für primäre Karzinome. Tumoren, die sekundär in der Vagina auftreten und deren Ursprung entweder genital oder extragenital liegt, sind ausgeschlossen.
Ein Tumor, der sich auf die Portio ausdehnt und den äußeren Muttermund erreicht hat, wird als Zervixkarzinom klassifiziert.
Ein Vaginalkarzinom, das 5 Jahre nach erfolgreicher Behandlung (kompletter Response) eines Karzinoms der Zervix auftritt, wird als primäres Vaginalkarzinom angesehen.
Ein Tumor, der die Vulva mitbefällt, wird als Karzinom der Vulva klassifiziert.
Histologische Diagnosesicherung ist erforderlich.
Verfahren zur Bestimmung der T-, N- und M-Kategorien sind:

T-Kategorien: Klinische Untersuchung, Endoskopie und bildgebende Verfahren
N-Kategorien: Klinische Untersuchung und bildgebende Verfahren
M-Kategorien: Klinische Untersuchung und bildgebende Verfahren

Die FIGO-Stadien beruhen auf chirurgischem Staging, die TNM-Stadien auf klinischem und/oder pathologischem Staging.

Regionäre Lymphknoten

Obere zwei Drittel der Vagina: Beckenlymphknoten einschließlich Obturator-, interne iliakale (hypogastrische), externe iliakale und nicht näher definierte Beckenlymphknoten
Unteres Drittel der Vagina: inguinale und femorale Lymphknoten

Gynäkologische Tumoren

TNM: Klinische Klassifikation

T – Primärtumor

TNM-Kategorien	FIGO Stadien	
TX		Primärtumor kann nicht beurteilt werden
T0		Kein Anhalt für Primärtumor
Tis	[1]	Carcinoma in situ (präinvasives Karzinom)
T1	I	Tumor begrenzt auf die Vagina
T2	II	Tumor infiltriert paravaginales Gewebe (Paracolpium)
T3	III	Tumor erreicht die Beckenwand
T4	IVA	Tumor infiltriert die *Mukosa* der Blase und/oder des Rektums und/oder überschreitet die Grenzen des kleinen Beckens[2]
M1	IVB	Fernmetastasen

Anmerkung

[1] In der FIGO-Klassifikation ist das Stadium 0 (Tis) nicht mehr vorgesehen.

[2] Das Vorhandensein eines bullösen Ödems genügt nicht, um einen Tumor als T4 zu klassifizieren.

N – Regionäre Lymphknoten

NX Regionäre Lymphknoten können nicht beurteilt werden
N0 Keine regionären Lymphknotenmetastasen
N1 Regionäre Lymphknotenmetastasen

M – Fernmetastasen

M0 Keine Fernmetastasen
M1 Fernmetastasen

pTNM: Pathologische Klassifikation

Die pT- und pN-Kategorien entsprechen den T- und N-Kategorien. Für pM siehe Seite 12.

pN0 Inguinale Lymphadenektomie und histologische Untersuchung üblicherweise von 6 oder mehr Lymphknoten und/oder pelvine Lymphadenektomie und histologische Untersuchung von 10 oder mehr Lymphknoten.
Wenn die untersuchten Lymphknoten tumorfrei sind, aber die Zahl der üblicherweise untersuchten Lymphknoten nicht erreicht wird, soll pN0 klassifiziert werden und in Klammern die Zahl der untersuchten Lymphknoten hinzugefügt werden.

Anmerkung der Übersetzer
Die Angabe der Zahl der untersuchten Lymphknoten ist in der englischen Fassung nicht vorgesehen, wird aber von der organspezifischen Tumorklassifikation (und den existierenden S3-Leitlinien) empfohlen.

Stadien – Vagina

Stadium 0	Tis	N0	M0
Stadium I	T1	N0	M0
Stadium II	T2	N0	M0
Stadium III	T3	N0	M0
	T1, T2, T3	N1	M0
Stadium IVA	T4	Jedes N	M0
Stadium IVB	Jedes T	Jedes N	M1

Cervix uteri
(ICD-O-3 C53)

Die Definitionen der T- und M-Kategorien entsprechen den verschiedenen FIGO-Stadien. Beide Klassifikationen sind zum Vergleich aufgeführt.

Regeln zur Klassifikation

Die Klassifikation gilt nur für Karzinome. Histologische Diagnosesicherung ist erforderlich.
Verfahren zur Bestimmung der T-, N- und M-Kategorien sind:

T-Kategorien: Klinische Untersuchung, und bildgebende Verfahren[1] einschließlich Urographie
N-Kategorien: Klinische Untersuchung und bildgebende Verfahren einschließlich Urographie
M-Kategorien: Klinische Untersuchung und bildgebende Verfahren

Anmerkung

[1] Die Verwendung diagnostischer bildgebender Verfahren zur Beurteilung der Größe des Primärtumors wird unterstützt, ist aber nicht zwingend. Andere Untersuchungen wie z. B. die Untersuchung unter Anästhesie, Sigmoidoskopie, i. v.-Pyelographie sind optional, aber nicht zwingend vorgesehen.

Die FIGO-Stadien beruhen auf klinischem Staging. Die Unterteilung des Stadiums I in IA1, IA2 und IB erfolgt nach pathologischen Kriterien und erfordert die histologische Untersuchung der Zervix. Die TNM-Stadien beruhen auf klinischer und/oder pathologischer Klassifikation.

Anatomische Unterbezirke

1. Endozervix (C53.0)
2. Ektozervix (C53.1)

Regionäre Lymphknoten

Die regionären Lymphknoten sind die parazervikalen, parametranen und hypogastrischen Lymphknoten (Lymphknoten an Aa. iliacae internae, Obturatorlymphknoten), ferner die Lymphknoten an den Aa. iliacae communes und externae sowie die präsakralen, die lateralen sakralen und para-aortalen Lymphknoten.

Anmerkung

In der 7. Auflage wurden Metastasen in para-aortalen Lymphknoten als Fernmetastasen klassifiziert. Um in Übereinstimmung mit der FIGO zu sein, werden Metastasen in para-aortalen Lymphknoten in der 8. Auflage als regionäre Lymphknotenmetastasen klassifiziert.

TNM: Klinische Klassifikation

T – Primärtumor

TNM-Kategorien	FIGO Stadien	
TX		Primärtumor kann nicht beurteilt werden
T0		Kein Anhalt für Primärtumor
Tis	[1]	Carcinoma in situ (präinvasives Karzinom)
T1	I	Zervixkarzinom begrenzt auf den Uterus (die Ausdehnung auf das Corpus uteri sollte dabei unbeachtet bleiben)
T1a	[2] IA	Invasives Karzinom, ausschließlich durch Mikroskopie diagnostiziert. Alle makroskopisch sichtbaren Läsionen – sogar mit oberflächlicher Invasion – werden als T1b/Stadium IB klassifiziert
T1a1	IA1	Tumor mit einer Stromainvasion[2] von 3,0 mm oder weniger und 7,0 mm oder weniger in größter horizontaler Ausdehnung
T1a2	IA2	Tumor mit einer Stromainvasion[2] von mehr als 3,0 mm, aber nicht mehr als 5,0 mm und 7,0 mm oder weniger in größter horizontaler Ausdehnung

Anmerkung

[1] Die FIGO verwendet das Stadium 0 (Tis) nicht mehr.

[2] Die Invasionstiefe wird gemessen von der Epithel-Stroma-Grenze der angrenzenden oberflächlichsten Papille bis zum tiefsten Punkt der Invasion. Befall von Venen oder Lymphgefäßen beeinflusst die Klassifikation nicht.

TNM-Kategorien	FIGO Stadien	
T1b	IB	Klinisch (makroskopisch) sichtbare Läsion, auf die Zervix beschränkt, oder mikroskopische Läsion > T1a2/IA2[3]

Anmerkung der Übersetzer

[3] Nur mikroskopisch erkennbare Läsionen, die größer als T1a2/IA2 sind (Stromainvasion mehr als 5 mm in der Tiefe oder mehr als 7 mm in horizontaler Ausdehnung) sollen als T1b1/IB1 klassifiziert werden.

TNM-Kategorien	FIGO Stadien	
T1b1	IB1	Klinisch (makroskopisch) sichtbare Läsion 4,0 cm oder weniger in größter Ausdehnung
T1b2	IB2	Klinisch (makroskopisch) sichtbare Läsion von mehr als 4,0 cm in größter Ausdehnung
T2	II	Zervixkarzinom infiltriert jenseits des Uterus, aber nicht bis zur Beckenwand und nicht bis zum unteren Drittel der Vagina
T2a	IIA	Ohne Infiltration des Parametriums
T2a1	IIA1	Klinisch sichtbare Läsion, bis 4 cm oder weniger in größter Ausdehnung
T2a2	IIA2	Klinisch sichtbare Läsion, mehr als 4 cm in größter Ausdehnung
T2b	IIB	mit Infiltration des Parametriums

TNM-Kategorien	FIGO Stadien	
T3	III	Zervixkarzinom breitet sich bis zur Beckenwand aus und/oder befällt das untere Drittel der Vagina und/oder verursacht Hydronephrose oder stumme Niere
T3a	IIIA	Tumor befällt unteres Drittel der Vagina, keine Ausbreitung zur Beckenwand
T3b	IIIB	Tumor breitet sich bis zur Beckenwand aus und/oder verursacht Hydronephrose oder stumme Niere
T4	IVA	Tumor infiltriert *Schleimhaut* von Blase oder Rektum und/oder überschreitet die Grenzen des kleinen Beckens

Anmerkung

Das Vorhandensein eines bullösen Ödems genügt nicht, um einen Tumor als T4 zu klassifizieren. Infiltration der Schleimhaut von Blase oder Rektum bedarf des Nachweises durch Biopsie.

M1   IVB Fernmetastasen

N – Regionäre Lymphknoten
NX   Regionäre Lymphknoten können nicht beurteilt werden
N0   Keine regionären Lymphknotenmetastasen
N1   Regionäre Lymphknotenmetastasen

M – Fernmetastasen
M0   Keine Fernmetastasen
M1   Fernmetastasen (eingeschlossen Metastasen in inguinalen Lymphknoten und intraperitoneale Metastasen). Nicht eingeschlossen sind Metastasen in der Vagina, der Serosa des Beckens und den Adnexe(n)

pTNM: Pathologische Klassifikation

Die pT- und pN-Kategorien entsprechen den T- und N-Kategorien. Für pM siehe Seite 12.

pN0 Regionäre Lymphadenektomie und histologische Untersuchung üblicherweise von 10 oder mehr Lymphknoten.
Wenn die untersuchten Lymphknoten tumorfrei sind, aber die Zahl der üblicherweise untersuchten Lymphknoten nicht erreicht wird, soll pN0 klassifiziert werden und in Klammern die Zahl der untersuchten Lymphknoten hinzugefügt werden.

Anmerkung der Übersetzer
Die Angabe der Zahl der untersuchten Lymphknoten ist in der englischen Fassung nicht vorgesehen, wird aber von der organspezifischen Tumorklassifikation (und den existierenden S3-Leitlinien) empfohlen.

Stadien – Cervix uteri

Stadium 0	Tis	N0	M0
Stadium I	T1	N0	M0
Stadium IA	T1a	N0	M0
Stadium IA1	T1a1	N0	M0
Stadium IA2	T1a2	N0	M0
Stadium IB	T1b	N0	M0
Stadium IB1	T1b1	N0	M0
Stadium IB2	T1b2	N0	M0
Stadium II	T2	N0	M0
Stadium IIA	T2a	N0	M0
Stadium IIA1	T2a1	N0	M0
Stadium IIA2	T2a2	N0	M0
Stadium IIB	T2b	N0	M0
Stadium III	T3	N0	M0
Stadium IIIA	T3a	N0	M0
Stadium IIIB	T3b	Jedes N	M0
	T1, T2, T3a	N1	M0
Stadium IVA	T4	Jedes N	M0
Stadium IVB	Jedes T	Jedes N	M1

Prognosefaktoren-Gitter – Cervix uteri

Prognosefaktoren	Tumor-bezogen	Wirt-bezogen	Umwelt-bezogen
Essentiell*	Unilaterale versus bilaterale Erkrankung Invasion des Parametrium Invasion der Seitenwand Tumorgröße Lymphknotenmetastasen Resektionsrand mit Tumor	Immunsuppression (HIV-Infektion) Allgemeinzustand Fettsucht	Qualität und Zugänglichkeit von Therapien Expertise des behandelnden Teams Multidisziplinäres Team
Zusätzlich	Lymphgefäßinvasion Histologischer Typ	Anämie während der Behandlung	Know-how zur Behandlung von Komorbiditäten
Neu und vielversprechend	Tumorhypoxie VEGF, mEGFR, HIF-1alpha, COX-2, PAI-1-Expression SCC-Ag und hsCRP für die frühe Erkennung von Rezidiven	Serum-MyoD1 Hypermethylierung Persistierende HPV-Infektion nach Behandlung	

Quelle: Manual of Clinical Oncology, 9th ed. O'Sullivan B, Brierley J, D'Cruz A, Fey M, Pollock R, Vermorken J, Huang S. Wiley-Blackwell Oxford. 2015.

Uterus – Endometrium
(ICD-O-3 C54.0, 1, 3, 8, 9, C55)

Die Definitionen der T-, N- und M-Kategorien entsprechen den verschiedenen FIGO-Stadien. Beide Klassifikationen sind zum Vergleich aufgeführt.

Regeln zur Klassifikation

Die Klassifikation gilt nur für Karzinome des Endometrium und Karzinomsarkome (maligne mesodermale Mischtumoren).
Histologische Diagnosesicherung und Unterteilung nach histologischem Subtyp sowie Grad der Tumoren sind erforderlich.
Die Diagnose sollte anhand der Untersuchung von Präparaten gestellt werden, die bei der Ausschabung des Uterus gewonnen wurden.
Verfahren zur Bestimmung der T-, N- und M-Kategorien sind:

T-Kategorien:	Klinische Untersuchung und bildgebende Verfahren einschließlich Urographie und Zystoskopie
N-Kategorien:	Klinische Untersuchung und bildgebende Verfahren einschließlich Urographie
M-Kategorien:	Klinische Untersuchung und bildgebende Verfahren

Die FIGO-Stadien beruhen auf chirurgischem Staging, die TNM-Stadien auf klinischer und/oder pathologischer Klassifikation.

Anatomische Unterbezirke

1. Isthmus uteri (C54.0)
2. Fundus uteri (C54.3)
3. Endometrium (C54.1)

Regionäre Lymphknoten

Regionäre Lymphknoten sind die Beckenlymphknoten [hypogastrische Lymphknoten (an Aa. obturatoriae und iliacae internae), Lymphknoten an Aa. iliacae communes und externae, parametrane und sakrale Lymphknoten] und die paraaortalen Lymphknoten.

TNM: Klinische Klassifikation

T – Primärtumor

TNM-Kategorien	FIGO Stadien	
TX		Primärtumor kann nicht beurteilt werden
T0		Kein Anhalt für Primärtumor
T1	I[1]	Tumor begrenzt auf Corpus uteri
T1a	IA[1]	Tumor begrenzt auf Endometrium oder infiltriert weniger als die Hälfte des Myometriums
T1b	IB	Tumor infiltriert die Hälfte oder mehr des Myometriums
T2	II	Tumor infiltriert das Stroma der Zervix, breitet sich jedoch nicht jenseits des Uterus aus
T3 und/oder N1/N2	III	Lokale und/oder regionäre Ausbreitung wie nachfolgend beschrieben:
T3a	IIIA	Tumor befällt Serosa und/oder Adnexe (direkte Ausbreitung oder Metastasen)
T3b	IIIB	Vaginal- oder Parametriumbefall (direkte Ausbreitung oder Metastasen)
N1/N2	IIIC	Metastasen in Becken- und/oder paraaortalen Lymphknoten[2]
N1	IIIC1	Metastasen in Beckenlymphknoten
N2	IIIC2	Metastasen in paraaortalen Lymphknoten
T4	IVA	Tumor infiltriert Blasen- und/oder Rektumschleimhaut[3]
M1	IVB	Fernmetastasen (ausgenommen Metastasen in Vagina, Beckenserosa oder Adnexen, einschließlich Metastasen in inguinalen und anderen intraabdominalen Lymphknoten als paraaortalen und/oder Beckenlymphknoten)

Anmerkungen

[1] Die alleinige Beteiligung von endozervikalen Drüsen soll als Stadium I klassifiziert werden.

[2] Eine positive Zytologie soll gesondert diagnostiziert und ohne Änderung des Stadiums dokumentiert werden.

[3] Das Vorhandensein eines bullösen Ödems genügt nicht, um einen Tumor als T4 zu klassifizieren. Infiltration der Schleimhaut von Blase oder Rektum bedarf des Nachweises durch Biopsie.

Anmerkung der Übersetzer

Der Nachweis durch Biopsie wird in der englischen Ausgabe nicht gefordert.

N – Regionäre Lymphknoten

NX Regionäre Lymphknoten können nicht beurteilt werden
N0 Keine regionären Lymphknotenmetastasen
N1 Regionäre Lymphknotenmetastasen in Beckenlymphknoten
N2 Regionäre Lymphknotenmetastasen in para-aortalen Lymphknoten mit/ohne Metastasen in Beckenlymphknoten

M – Fernmetastasen

M0 Keine Fernmetastasen
M1 Fernmetastasen

pTNM: Pathologische Klassifikation

Die pT- und pN-Kategorien entsprechen den T- und N-Kategorien. Für pM siehe Seite 12.

pN0 Regionäre Lymphadenektomie und histologische Untersuchung üblicherweise von 10 oder mehr Lymphknoten.
Wenn die untersuchten Lymphknoten tumorfrei sind, aber die Zahl der üblicherweise untersuchten Lymphknoten nicht erreicht wird, soll pN0 klassifiziert werden und in Klammern die Zahl der untersuchten Lymphknoten hinzugefügt werden.

Anmerkung der Übersetzer

Die Angabe der Zahl der untersuchten Lymphknoten ist in der englischen Fassung nicht vorgesehen, wird aber von der organspezifischen Tumorklassifikation (und den existierenden S3-Leitlinien) empfohlen.

G: Histopathologisches Grading

Für das Grading sollen die Grade G1, G2 und G3 verwendet werden. Hinsichtlich des histopathologischen Gradings wird auf folgende Publikation verwiesen:

- Creasman WT, Odicino F, Maisoneuve P *et al.* FIGO Annual Report on the results of treatment in gynaecological cancer. Vol. 26. Carcinoma of the corpus uteri. Int J Gynecol Obstet 2006; 95; Suppl 1: 105–143

Stadien – Endometrium

Stadium I	T1	N0	M0
Stadium IA	T1a	N0	M0
Stadium IB	T1b	N0	M0
Stadium II	T2	N0	M0
Stadium IIIA	T3a	N0	M0
Stadium IIIB	T3b	N0	M0
Stadium IIIC	T1, T2, T3	N1, N2	M0
Stadium IIIC1	T1, T2, T3	N1	M0
Stadium IIIC2	T1, T2, T3	N2	M0
Stadium IVA	T4	Jedes N	M0
Stadium IVB	Jedes T	Jedes N	M1

Prognosefaktoren-Gitter – Endometrium

Prognosefaktoren	Tumor-bezogen	Wirt-bezogen	Umwelt-bezogen
Essentiell*	Tiefe der Myometriuminvasion Differenzierungsgrad Tumorzelltyp Lymphgefäßinvasion		Behandlung nach chirurgischen Eingriffen
Zusätzlich	Lymphknotenmetastasen Lokalisation der Fernmetastasen	Alter Allgemeinzustand Ethnie Komorbiditäten	Ausmaß der Resektion
Neu und vielversprechend	Molekulares Profil		

Quelle: Manual of Clinical Oncology, 9th ed. O'Sullivan B, Brierley J, D'Cruz A, Fey M, Pollock R, Vermorken J, Huang S. Wiley-Blackwell Oxford. 2015.

Uterussarkome (Leiomyosarkom, Endometriales Stromasarkom, Adenosarkom)
(ICD-O-3 C53, 54.0, 54.1, 54.2, 54.3)

Die Definitionen der T-, N- und M-Kategorien entsprechen den verschiedenen FIGO-Stadien. Beide Klassifikationen sind zum Vergleich aufgeführt.
Es wird auf folgende Publikationen verwiesen:

- Prat J. FIGO staging for uterine sarcomas. Int J Gynaecol Obstet 2009; 104: 177–178
- FIGO Committee on Gyn Onc Report. FIGO staging for uterine sarcomas. Int J Gynaecol Obstet 2009; 104: 179

Regeln zur Klassifikation

Die Klassifikation gilt nur für Uterussarkome, ausgenommen Karzinosarkome, die wie Endometriumkarzinome klassifiziert werden.
Histologische Diagnosesicherung und Unterteilung nach histologischem Subtyp der Tumoren sind erforderlich.
Verfahren zur Bestimmung der T-, N- und M-Kategorien sind:

T-Kategorien: Klinische Untersuchung und bildgebende Verfahren
N-Kategorien: Klinische Untersuchung und bildgebende Verfahren
M-Kategorien: Klinische Untersuchung und bildgebende Verfahren

Die FIGO-Stadien beruhen auf chirurgischem Staging, die TNM-Stadien auf klinischer und/oder pathologischer Klassifikation.

Anatomische Unterbezirke

1. Cervix uteri (C53)
2. Isthmus uteri (C54.0)
3. Endometrium (C54.1)
4. Myometrium (C54.2)
5. Fundus uteri (C54.3)

Histologische Tumortypen

Leiomyosarkom 8890/3
Endometriales Stromasarkom 8930/3
Adenosarkom 8933/3

Regionäre Lymphknoten

Regionäre Lymphknoten sind die Beckenlymphknoten [hypogastrische Lymphknoten (an Aa. obturatoriae und iliacae internae), Lymphknoten an Aa. iliacae communes und externae, parametrane und sakrale Lymphknoten] und die paraaortalen Lymphknoten.

Leiomyosarkom, Endometriales Stromasarkom – TNM: Klinische Klassifikation

T – Primärtumor

TNM-Kategorien	FIGO Stadien	Definitionen
T1	I	Tumor begrenzt auf den Uterus
T1a	IA	Tumor 5 cm oder weniger in größter Ausdehnung
T1b	IB	Tumor mehr als 5 cm in größter Ausdehnung
T2	II	Tumor dehnt sich jenseits des Uterus innerhalb des Beckens aus
T2a	IIA	Tumor involviert Adnexe
T2b	IIB	Tumor involviert andere Strukturen des Beckens
T3	III	Tumor infiltriert Strukturen des Abdomens
T3a	IIIA	Eine Lokalisation
T3b	IIIB	Mehr als eine Lokalisation
N1	IIIC	Metastase(n) in regionären Lymphknoten
T4	IVA	Tumor infiltriert Blasen- oder Rektumschleimhaut
M1	IVB	Fernmetastasen

Anmerkung
Simultane Tumoren von Corpus uteri und von Ovar/Becken in Begleitung einer Endometriose von Ovar/Becken sollen als unabhängige Primärtumoren klassifiziert werden.

Adenosarkom – TNM: Klinische Klassifikation

T – Primärtumor

TNM-Kategorien	FIGO Stadien	Definitionen
T1	I	Tumor begrenzt auf den Uterus
T1a	IA	Tumor begrenzt auf das Endometrium/Endozervix
T1b	IB	Tumor infiltriert weniger als die Hälfte des Myometrium
T1c	IC	Tumor infiltriert die Hälfte des Myometrium oder mehr
T2	II	Tumor breitet sich jenseits des Uterus aber innerhalb des Beckens aus
T2a	IIA	Tumor involviert Adnexe
T2b	IIB	Tumor involviert andere Strukturen des Beckens
T3	III	Tumor involviert Strukturen des Abdomens
T3a	IIIA	Eine Lokalisation
T3b	IIIB	Mehr als eine Lokalisation
N1	IIIC	Metastase(n) in regionären Lymphknoten
T4	IVA	Tumor infiltriert Blasen- oder Rektumschleimhaut
M1	IVB	Fernmetastasen

Anmerkung
Simultane Tumoren von Corpus uteri und von Ovar/Becken in Begleitung einer Endometriose von Ovar/Becken sollen als unabhängige Primärtumoren klassifiziert werden.

N – Regionäre Lymphknoten

NX Regionäre Lymphknoten können nicht beurteilt werden
N0 Keine regionären Lymphknotenmetastasen
N1 Regionäre Lymphknotenmetastasen

M – Fernmetastasen

M0 Keine Fernmetastasen
M1 Fernmetastasen (ausgeschlossen direkte Invasion von Adnexen, Strukturen des Beckens und des Abdomens)

pTNM: Pathologische Klassifikation

Die pT- und pN-Kategorien entsprechen den T- und N-Kategorien. Für pM siehe Seite 12.

Stadien – Uterussarkome

Stadium I	T1	N0	M0
Stadium IA	T1a	N0	M0
Stadium IB	T1b	N0	M0
Stadium IC*	T1c	N0	M0
Stadium II	T2	N0	M0
Stadium IIA	T2a	N0	M0
Stadium IIB	T2b	N0	M0
Stadium IIIA	T3a	N0	M0
Stadium IIIB	T3b	N0	M0
Stadium IIIC	T1, T2, T3	N1	M0
Stadium IVA	T4	Jedes N	M0
Stadium IVB	Jedes T	Jedes N	M1

Anmerkung

*Stadium IC darf nicht für Leiomyosarkome und endometriale Stromasarkome verwendet werden.

Ovar (ICD-O-3 C56) Tube (ICD-O-3 C57) und primäres Peritonealkarzinom (ICD-O-3 C48)

Die Definitionen der T-, N- und M-Kategorien entsprechen den verschiedenen FIGO-Stadien. Beide Klassifikationen sind zum Vergleich aufgeführt.

Regeln zur Klassifikation

Die Klassifikation gilt für maligne Tumoren des Ovars sowohl epithelialen als auch stromalen Ursprungs einschließlich Tumoren von Borderline-Malignität oder Karzinome von niedrigem Malignitätspotenzial [WHO Classification of Tumours. Pathology and Genetics. Tumours of the Breast and Female Genital Organs. Tavassoli FA, Devilee P (eds.) 2003] entsprechend den sog. „common primary epithelial tumors" der früheren Nomenklatur.
Die Klassifikation gilt für Karzinome der Tube und für Karzinome des Peritoneums (ausgehend vom Müller'schen Epithel).
Histologische Diagnosesicherung und Unterteilung der Fälle nach histologischem Typ ist erforderlich.
Verfahren zur Bestimmung der T-, N- und M-Kategorien sind:

T-Kategorien: Klinische Untersuchung, bildgebende Verfahren, chirurgische Exploration (Laparoskopie/Laparatomie)
N-Kategorien: Klinische Untersuchung, bildgebende Verfahren, chirurgische Exploration (Laparoskopie/Laparatomie)
M-Kategorien: Klinische Untersuchung, bildgebende Verfahren, chirurgische Exploration (Laparoskopie/Laparatomie)

Die FIGO-Stadien beruhen auf chirurgischem Staging, die TNM-Stadien auf klinischer und/oder pathologischer Klassifikation.

Regionäre Lymphknoten

Regionäre Lymphknoten sind die hypogastrischen Lymphknoten (Obturatorius-Lymphknoten), an den Aa. iliacae internae communes und externae sowie die lateralen sakralen, paraaortalen, retroperitonealen

Lymphknoten*. Metastasen in inguinalen Lymphknoten werden als Fern-metastasen klassifiziert.

Anmerkung

*Eingeschlossen sind die intraabdominalen Lymphknoten, z. B. Lymphknoten des großen Netzes.

TNM: Klinische Klassifikation

T – Primärtumor

TNM-Kategorien	FIGO Stadien	
TX		Primärtumor kann nicht beurteilt werden
T0		Kein Anhalt für Primärtumor
T1	I	Tumor begrenzt auf Ovarien (eines oder beide) oder auf Tube(n)
T1a	IA	Tumor auf ein Ovar begrenzt (Kapsel intakt) oder eine Tube, kein Tumor auf der Oberfläche des Ovars oder der Tube; keine malignen Zellen im Aszites oder bei Peritonealspülung
T1b	IB	Tumor auf beide Ovarien oder Tuben begrenzt; Kapsel intakt, kein Tumor auf der Oberfläche der beiden Ovarien oder Tuben; keine malignen Zellen im Aszites oder bei Peritonealspülung
T1c	IC	Tumor begrenzt auf ein oder beide Ovarien oder Tuben mit einem der nachfolgenden:
T1c1	IC1	Tumorzelldissemination während Operation
T1c2	IC2	Kapselruptur vor Chirurgie oder Tumor an Ovar- oder Tubenoberfläche
T1c3	IC3	*oder* maligne Zellen im Aszites oder bei Peritonealspülung
T2	II	Tumor befällt ein oder beide Ovarien oder Tube(n) und breitet sich im Becken aus, unterhalb des Beckenrandes, oder primäres Peritonealkarzinom
T2a	IIA	Ausbreitung auf und/oder Implantate an Uterus und/oder Tube(n) und/oder Ovarien
T2b	IIB	Ausbreitung auf andere Beckengewebe

TNM-Kategorien	FIGO Stadien	
T3 und/oder N1	III	Tumor befällt ein oder beide Ovarien oder Tuben oder primäres Karzinom des Peritoneum mit zytologisch oder histologisch nachgewiesener Ausbreitung auf das Peritoneum außerhalb des Beckens und/oder regionären Lymphknotenmetastasen
N1		Nur retroperitoneale Lymphknotenmetastasen
N1a	IIIA1i	Lymphknotenmetastasen 10 mm oder weniger in größter Ausdehnung
N1b	IIIA1ii	Lymphknotenmetasen größer als 10 mm in größter Ausdehnung
T3a Jedes N	IIIA2	Mikroskopisch Ausbreitung jenseits des Beckens (oberhalb Beckenrand) mit oder ohne retroperitoneale Lymphknotenmetastasen jenseits des Beckens
T3b Jedes N	IIIB	Makroskopische Peritonealmetastasen jenseits des Beckens, 2 cm oder weniger in größter Ausdehnung, eingeschlossen Darmbeteiligung außerhalb des Beckens mit oder ohne retroperitoneale Lymphknotenmetastasen
T3c Jedes N	IIIC	Peritonealmetastasen jenseits des Beckens, mehr als 2 cm in größter Ausdehnung und/oder regionäre Lymphknotenmetastasen einschließlich Tumorausbreitung auf die Leber- und Milzkapsel ohne parenchymale Beteiligung dieser Organe
M1	IV	Fernmetastasen (ausschließlich Peritonealmetastasen)
M1a	IVA	Pleuraergüsse und positive Zytologie
M1b	IVB	Parenchymmetastasen und Fernmetastasen in extraabdominelle Organen (eingeschlossen inguinale Lymphknoten und Lymphknoten außerhalb der Bauchhöhle)

Gynäkologische Tumoren

Anmerkung

Metastasen an der Leberkapsel entsprechen T3/Stadium III, Leberparenchymmetastasen M1/Stadium IV.

N – Regionäre Lymphknoten

NX Regionäre Lymphknoten können nicht beurteilt werden
N0 Keine regionären Lymphknotenmetastasen
N1 Regionäre Lymphknotenmetastasen (nur retroperitoneale)
  N1a Lymphknotenmetastasen 10 mm oder weniger in größter Ausdehnung
  N1b Lymphknotenmetastasen größer als 10 mm in größter Ausdehnung

M – Fernmetastasen

M0 Keine Fernmetastasen
M1 Fernmetastasen (ausschließlich Peritonealmetastasen)
  M1a Pleuraergüsse und positive Zytologie
  M1b Parenchymmetastasen und Fernmetastasen in extra-abdominellen Organen (eingeschlossen inguinale Lymphknoten und Lymphknoten außerhalb der Bauchhöhle)

pTNM: Pathologische Klassifikation

Die pT- und pN-Kategorien entsprechen den T- und N-Kategorien. Für pM siehe Seite 12.

pN0 Regionäre Lymphadenektomie und histologische Untersuchung üblicherweise von 10 oder mehr Lymphknoten.
Wenn die untersuchten Lymphknoten tumorfrei sind, aber die Zahl der üblicherweise untersuchten Lymphknoten nicht erreicht wird, soll pN0 klassifiziert werden und in Klammern die Zahl der untersuchten Lymphknoten hinzugefügt werden.

Anmerkung der Übersetzer

Die Angabe der Zahl der untersuchten Lymphknoten ist in der englischen Fassung nicht vorgesehen, wird aber von der organspezifischen Tumorklassifikation (und den existierenden S3-Leitlinien) empfohlen.

Stadien – Ovar, Tube und primäres Peritonealkarzinom

Stadium	T	N	M
Stadium I	T1	N0	M0
Stadium IA	T1a	N0	M0
Stadium IB	T1b	N0	M0
Stadium IC	T1c	N0	M0
Stadium II	T2	N0	M0
Stadium IIA	T2a	N0	M0
Stadium IIB	T2b	N0	M0
Stadium IIIA1	T1, T2	N1	M0
Stadium IIIA2	T3a	N0, N1	M0
Stadium IIIB	T3b	N0, N1	M0
Stadium IIIC	T3c	N0, N1	M0
Stadium IV	Jedes T	Jedes N	M1
Stadium IVA	Jedes T	Jedes N	M1a
Stadium IVB	Jedes T	Jedes N	M1b

Prognosefaktoren-Gitter – Ovar, Tube, Peritonealkarzinom

Prognosefaktoren	Tumor-bezogen	Wirt-bezogen	Umwelt-bezogen
Essentiell*	Histologischer Typ Grad Chirgisches Stadium Residualtumor	Alter Komorbiditäten Allgemeinzustand	Maximaler Durchmesser von Residualtumor nach Debulking-Operation
Zusätzlich	Regionäre Lymphknotenmetastasen Lokalisation der Fernmetastasen DNA-Ploidie CA12.5	BRCA1 Genetische Prädisposition	Art der Chemotherapie Abfall von CA12.5 Ultraradikale Chirurgie
Neu und vielversprechend	Molekulares Profil Zelluläre Proliferationsaktivität Tumorangiogenese Tumormarker p53-Expression Expression humaner (hk) Kallikrein-Gene, besonders hKs 6–10–11		

Quelle: Manual of Clinical Oncology, 9th ed. O'Sullivan B, Brierley J, D'Cruz A, Fey M, Pollock R, Vermorken J, Huang S. Wiley-Blackwell Oxford. 2015.

Trophoblastäre Schwangerschaftstumoren
(ICD-O-3 C58)

Die Klassifikation der trophoblastären Schwangerschaftstumoren basiert auf jener der FIGO von 1992 und wurde 2002 ergänzt [Ngan HYS, Bender H, Benedet JL *et al.* (FIGO Committee on Gynecologic Oncology) Gestational trophoblastic neoplasia. Int J Gynecol Obstet 2002; 77: 285–287].
Die Definitionen der T- und M-Kategorien entsprechen den verschiedenen FIGO-Stadien. Beide Klassifikationen sind zum Vergleich aufgeführt.
Im Gegensatz zu anderen Tumoren ist eine N-Klassifikation (regionäre Lymphknoten) für diese Tumoren nicht vorgesehen. Ein Prognosescore, der auf nichtanatomischen Faktoren beruht, wird verwendet, um die Fälle Hoch- und Niedrigrisikokategorien zuordnen zu können. Diese Kategorien werden für die Stadiengruppierung berücksichtigt.

Regeln zur Klassifikation

Die Klassifikation gilt für Chorionkarzinome (ICD-O 9100/3), invasive hydatiforme Molen (9100/1) und für den trophoblastischen Plazentatumor (9104/1). Der letztere soll gesondert analysiert werden. Eine histologische Diagnosesicherung des Tumors ist dann nicht erforderlich, wenn der Wert des humanen Choriogonadotropin (βhCG) abnormal erhöht ist. Eine vorausgegangene Chemotherapie sollte dokumentiert werden.

Anmerkung der Übersetzer

Es wird empfohlen, auch den epithelioiden Trophoblasttumor (ETT) (ICD-O M9105/3) in die Klassifikation mit einzubeziehen.

Verfahren zur Bestimmung der T- und M-Kategorien sind:

T-Kategorien: Klinische Untersuchung, bildgebende Verfahren einschließlich Endoskopie sowie Serum/Urin βHCG-Wert

M-Kategorien: Klinische Untersuchung, bildgebende Verfahren sowie Serum/Urin βHCG-Wert

Risikofaktoren: Alter, Art der vorausgegangenen Schwangerschaft, Intervall zur Indexschwangerschaft, Serum/Urin-βHCG-Wert vor Behandlung, Durchmesser des größten Tumors, Lokalisation der Metastasen, Anzahl der Metastasen, vorausgegangene Behandlungen werden berücksichtigt, um einen Prognosescore zu errechnen, der die Fälle in solche mit niedrigem und hohem Risiko einteilt.

Anmerkung der Übersetzer

Ein histologisches Grading wird nicht angewendet.

TM: Klinische Klassifikation

TNM-Kategorien	FIGO Stadien	
TX		Primärtumor kann nicht beurteilt werden
T0		Kein Anhalt für Primärtumor
T1	I	Tumor auf den Uterus beschränkt
T2	II	Tumor breitet sich auf andere Genitalstrukturen aus: Vagina, Ovar, Ligamentum latum, Tuba uterina (Metastasen oder direkte Ausbreitung)
M0		Keine Fernmetastasen
M1a	III	Lungenmetastasen
M1b	IV	Andere Fernmetastasen (mit oder ohne Lungenmetastasen)

Anmerkung

Die Stadien I–IV werden nach dem Prognosescore in A und B unterteilt.

M – Fernmetastasen

Anmerkung

Metastasen in anderen Genitalstrukturen (Vagina, Ovar, Ligamentum latum, Tuba uterina) werden als T2 klassifiziert. Jede Beteiligung extragenitaler Strukturen, entweder durch direkte Infiltration oder durch Metastasen, wird in der M-Kategorie klassifiziert.

pTM Pathologische Klassifikation

Die T-Kategorien entsprechen den pT-Kategorien. Für pM siehe Seite 12.

Stadien – Trophoblastäre Schwangerschaftstumoren

Stadium I	T1	M0
Stadium II	T2	M0
Stadium III	Jedes T	M1a
Stadium IV	Jedes T	M1b

Prognosescore

Prognosefaktor	0	1	2	4
Alter	< 40	≥ 40		
Vorausgegangene Schwangerschaft	Hytadiforme Mole	Abort	Schwangerschaft am Termin	
Monate nach Schwangerschaft	< 4	4– < 7	7–12	> 12
Serum-HCG vor Behandlung (IU/l)	$< 10^3$	$10^3 – < 10^4$	$10^4 – < 10^5$	$\geq 10^5$
Größter Tumordurchmesser (eingeschlossen Uterus)	< 3 cm	3– < 5 cm	≥ 5 cm	
Lokalisation der Metastasen	Lunge	Milz, Niere	Verdauungstrakt	Leber, Gehirn
Anzahl der Metastasen		1–4	5–8	> 8
Fehlgeschlagene Chemotherapien			Monochemotherapie	Polychemotherapie

Risikokategorien

Totaler Prognosescore 6 oder weniger = niedriges Risiko
Totaler Prognosescore 7 der mehr = hohes Risiko

Prognostische Gruppeneinteilung

Stadium und Prognosescore sollten festgehalten und durch einen Doppelpunkt getrennt werden, z. B. II: 4 oder IV: 9

Urologische Tumoren

Einführende Bemerkungen

Folgende anatomische Bezirke werden klassifiziert:

- Penis
- Prostata
- Hoden
- Niere
- Nierenbecken und Harnleiter
- Harnblase
- Harnröhre

Jeder Bezirk wird nach folgendem Schema beschrieben

- Regeln zur Klassifikation mit den Verfahren für die Bestimmung der T-, N- und M-Kategorien. Zusätzliche Methoden zur Erhöhung der Genauigkeit der Bestimmung vor Behandlung können benutzt werden
- Anatomische Bezirke und Unterbezirke, falls erforderlich
- Definition der regionären Lymphknoten
- TNM: Klinische Klassifikation
- pTNM: Pathologische Klassifikation
- G: Histopathologisches Grading, wo anwendbar
- Stadien
- Prognosefaktoren-Gitter

TNM – Klassifikation maligner Tumoren, 8. Auflage. Herausgegeben von Ch. Wittekind.
© 2020 WILEY-VCH Verlag GmbH & Co. KGaA. Published 2020 by WILEY-VCH Verlag GmbH & Co. KGaA.

Penis
(ICD-O-3 C60)

Regeln zur Klassifikation

Die Klassifikation gilt nur für Karzinome. Histologische Diagnosesicherung ist erforderlich.
Verfahren zur Bestimmung der T-, N- und M-Kategorien sind:

T-Kategorien: Klinische Untersuchung und Endoskopie
N-Kategorien: Klinische Untersuchung und bildgebende Verfahren
M-Kategorien: Klinische Untersuchung und bildgebende Verfahren

Anatomische Unterbezirke

1. Präputium (C60.0)
2. Glans penis (C60.1)
3. Penisschaft (C60.2)

Regionäre Lymphknoten

Die regionären Lymphknoten sind die oberflächlichen und tiefen Leistenlymphknoten und die Beckenlymphknoten.

TNM: Klinische Klassifikation

T – Primärtumor

TX Primärtumor kann nicht beurteilt werden
T0 Kein Anhalt für Primärtumor
Tis Carcinoma in situ (penile intraepitheliale Neoplasie)
Ta Nichtinvasives lokalisiertes Plattenepithelkarzinom

T1 Glans: Tumor infiltriert Lamina propria; Vorhaut: Tumor infiltriert Dermis, Lamina propria oder Dartos'sche Faszie; Schaft: Tumor infiltriert das Bindegewebe zwischen Epidermis und Corpora unabhängig von der Lokalisation; Alle: Lokalisation mit/ohne lymphvaskuläre oder perineurale Infiltration und/oder schlecht differenziert/undifferenziert

	T1a	Tumor ohne lymphovaskuläre oder perineurale Infiltration, nicht schlecht differenziert/undifferenziert/sarkomatoid
	T1b	Tumor mit lymphovaskulärer Infiltration und/oder perineuraler Invasion *oder* ist schlecht differenziert/undifferenziert/sarkomatoid
T2		Tumor infiltriert Corpus spongiosum (entweder Glans oder ventraler Schaft) mit/ohne Invasion der Urethra
T3		Tumor infiltriert Corpus cavernosum (eingeschlossen Tunica albuginea) mit/ohne Invasion der Urethra
T4		Tumor infiltriert andere Nachbarstrukturen (z. B. Skrotum, Prostata, Schambein)

N – Regionäre Lymphknoten

NX   Regionäre Lymphknoten können nicht beurteilt werden
N0   Keine palpablen oder sichtbar vergrößerten Leistenlymphknoten
N1   Ein palpabler mobiler unilateraler Leistenlymphknoten
N2   Multiple oder bilaterale palpable mobile Leistenlymphknoten
N3   Fixierte Leistenlymphknotenpakete *oder* uni- oder bilaterale pelvine Lymphadenopathie

M – Fernmetastasen

M0   Keine Fernmetastasen
M1   Fernmetastasen

pTNM: Pathologische Klassifikation

Die pT-Kategorien entsprechen den T-Kategorien. Die pN-Kategorien basieren auf Biopsien oder chirurgischer Entfernung. Für pM siehe Seite 12.

pNX   Regionäre Lymphknoten können nicht beurteilt werden
pN0   Keine regionären Lymphknotenmetastasen
pN1   Metastase(n) in einem oder zwei Leistenlymphknoten
pN2   Metastasen in mehr als zwei unilateralen inguinalen oder bilateralen Leistenlymphknoten

N3 Metastase(n) in Beckenlymphknoten (uni- oder bilateral), oder extranodale Ausbreitung regionärer Lymphknotenmetastasen

Stadien – Penis

Stadium 0	Tis	N0	M0
	Ta	N0	M0
Stadium I	T1a	N0	M0
Stadium IIA	T1b, T2	N0	M0
Stadium IIB	T3	N0	M0
Stadium IIIA	T1, T2, T3	N1	M0
Stadium IIIB	T1, T2, T3	N2	M0
Stadium IV	T4	Jedes N	M0
	Jedes T	N3	M0
	Jedes T	Jedes N	M1

Prognosefaktoren-Gitter – Penis

Prognosefaktoren	Tumor-bezogen	Wirt-bezogen	Umwelt-bezogen
Essentiell*	Differenzierung Lymphgefäß-invasion Invasion der Corpora	Genitale Kondylome in der Anamnese Lichen sclerosus PUVA	Schlechte Genitalhygiene
Zusätzlich	HPV/p16 (Nachweis korreliert mit besserer Prognose)	Rauchen HIV/Immunsuppression	
Neu und vielversprechend	p53 (korreliert mit regionären Lymphknotenmetastasen) EGFR		

Quelle: Manual of Clinical Oncology, 9th ed. O'Sullivan B, Brierley J, D'Cruz A, Fey M, Pollock R, Vermorken J, Huang S. Wiley-Blackwell Oxford. 2015.

Prostata
(ICD-O-3 C61)

Regeln zur Klassifikation

Die Klassifikation gilt nur für Adenokarzinome. Übergangszellkarzinome der Prostata werden bei den Tumoren der Urethra klassifiziert. Histologische Diagnosesicherung ist erforderlich.
Verfahren zur Bestimmung der T-, N- und M-Kategorien sind:

T-Kategorien: Klinische Untersuchung, bildgebende Verfahren, Endoskopie, Biopsie und biochemische Tests
N-Kategorien: Klinische Untersuchung und bildgebende Verfahren
M-Kategorien: Klinische Untersuchung, bildgebende Verfahren, Skelettuntersuchungen und biochemische Tests

Regionäre Lymphknoten

Regionäre Lymphknoten sind die Lymphknoten des kleinen Beckens, die im Wesentlichen den Beckenlymphknoten unterhalb der Bifurkation der Aa. iliacae communes entsprechen. Die Seitenlokalisation beeinflusst die N-Klassifikation nicht.

TNM: Klinische Klassifikation

T – Primärtumor
TX Primärtumor kann nicht beurteilt werden
T0 Kein Anhalt für Primärtumor

T1 Klinisch nicht erkennbarer Tumor, der weder tastbar noch in bildgebenden Verfahren sichtbar ist
    T1a Tumor zufälliger histologischer Befund („incidental carcinoma") in 5 % oder weniger des resezierten Gewebes
    T1b Tumor zufälliger histologischer Befund („incidental carcinoma") in mehr als 5 % des resezierten Gewebes

	T1c	Tumor durch Nadelbiopsie diagnostiziert (z. B. wegen erhöhtem PSA)
T2		Tumor begrenzt auf Prostata[1]
	T2a	Tumor befällt die Hälfte eines Lappens oder weniger
	T2b	Tumor befällt mehr als die Hälfte eines Lappens
	T2c	Tumor in beiden Lappen
T3		Tumor durchbricht die Prostatakapsel[2]
	T3a	Extraprostatische Ausbreitung (einseitig oder beidseitig) eingeschlossen mikroskopisch nachweisbare Infiltration des Blasenhalses
	T3b	Tumor infiltriert Samenblase(n)
T4		Tumor ist fixiert oder infiltriert andere benachbarte Strukturen als Samenblasen, z. B. Sphincter externus, Rektum, und/oder Levatormuskel und/oder ist an Beckenwand fixiert

Anmerkungen

[1] Ein Tumor, der durch Nadelbiopsie in einem oder beiden Lappen gefunden wird, aber weder tastbar noch in bildgebenden Verfahren sichtbar ist, wird als T1c klassifiziert.

[2] Invasion in den Apex der Prostata oder in die Prostatakapsel (aber nicht darüber hinaus) wird als T2 (nicht T3) klassifiziert.

N – Regionäre Lymphknoten

NX	Regionäre Lymphknoten können nicht beurteilt werden
N0	Keine regionären Lymphknotenmetastasen
N1	Regionäre Lymphknotenmetastasen

Anmerkung

Eine Metastase, die nicht größer als 0,2 cm ist, kann mit pN1mi verschlüsselt werden (siehe Seite 10 der Einleitung).

M – Fernmetastasen

M0		Keine Fernmetastasen
M1		Fernmetastasen
	M1a	Nichtregionäre(r) Lymphknoten
	M1b	Knochen
	M1c	Andere Lokalisation(en)

Anmerkung

Wenn Metastasen in mehr als einer Lokalisation nachweisbar sind, soll die höchste Kategorie benutzt werden (pM1c).

pTNM: Pathologische Klassifikation

Die pT- und pN-Kategorien entsprechen den T- und N-Kategorien. Für pM siehe Seite 12.
Eine pT1-Kategorie existiert nicht, da die Definitionen von T1 nicht auf die pathologische Klassifikation übertragbar sind.

G: Histopathologisches Grading [1, 2]

GX Differenzierungsgrad kann nicht bestimmt werden

WHO-Gruppe	Gleasonscore	Gleasonmuster
1	≤ 6	≤ 3 + 3
2	7	3 + 4
3	7	4 + 3
4	8	4 + 4
5	9–10	4 + 5, 5 + 4, 5 + 5

Stadien – Prostatatumoren

Stadium I	T1, T2a	N0	M0
Stadium II	T2b, T2c	N0	M0
Stadium III	T3, T4	N0	M0
Stadium IV	Jedes T	N1	M0
	Jedes T	Jedes N	M1

Anmerkung

Das AJCC publiziert für Prostatakarzinom auch eine zusätzliche prognostische Gruppeneinteilung.

Prognosefaktoren-Gitter – Prostatakarzinome

Prognosefaktoren	Tumor-bezogen	Wirt-bezogen	Umwelt-bezogen
Essentiell*	Gleason-Score TNM-Stadium PSA-Wert	Komorbiditäten Alter Allgemeinzustand	
Zusätzlich	Alkalische Phosphatase (bei Knochen-Beteiligung) % Ausmaß in Core-Biopsien und Anzahl der positive Biopsien		
Neu und vielversprechend			

Quelle: Manual of Clinical Oncology, 9th ed. O'Sullivan B, Brierley J, D'Cruz A, Fey M, Pollock R, Vermorken J, Huang S. Wiley-Blackwell Oxford. 2015.

Literatur

1 Epstein JI, Egevad L, Amin MB, *et al.* The 2014 International Society of Urological Pathology (ISUP) Consensus Conference on Gleason Grading of Prostatic Carcinoma: Definition of Grading Patterns and Proposal for a New Grading System. *Am J Surg Pathol* 2016; 40: 244–252
2 Acinar adenocarcinoma. Humphrey PA, Egevard L, Netto GL, *et al.* in *WHO Classification of Tumours of the Urinary System and Male Genital Organs,* eds. Moch H, *et al.* IACR Lyon 2016

Hoden
(ICD-O-3 C62)

Regeln zur Klassifikation

Die Klassifikation gilt nur für Keimzelltumoren des Hodens. Histologische Diagnosesicherung und Unterteilung der Fälle nach histologischem Typ ist erforderlich. Ein histologisches Grading wird nicht angewendet. Bei Hodentumoren werden häufig erhöhte Serumtumormarker gefunden [Alphafetoprotein (AFP), humanes Choriogonadotropin (HCG) und Laktatdehydrogenase (LDH)]. Die Stadiengruppierung beruht auf der anatomischen Ausbreitung des Tumors und auf der Bestimmung der Serumtumormarker.

Verfahren zur Bestimmung der N-, M- und S-Kategorien sind:

N-Kategorien: Klinische Untersuchung und bildgebende Verfahren
M-Kategorien: Klinische Untersuchung, bildgebende Verfahren und biochemische Tests
S-Kategorien: Bestimmung der Serumtumormarker

Die Stadien können auf der Basis einer Erhöhung der Serumtumormarker und ihres Ausmaßes weiter unterteilt werden.

Serumtumormarker werden sofort nach der Orchiektomie bestimmt und sollten, sofern erhöht, in regelmäßigen Abständen kontrolliert werden, angepasst an den normalen Abfall der Serumwerte von AFP (Halbwertszeit < 7 Tage) und HCG (Halbwertszeit < 3 Tage), um eine Serumtumormarkererhöhung festzustellen. Die S-Klassifikation basiert auf dem niedrigsten Wert von AFP und HCG nach Orchiektomie. Der Serumwert von LDH (aber nicht seine Halbwertszeit) hat prognostische Bedeutung bei Patienten mit Metastasen und wird in die Klassifikation mit einbezogen.

Anmerkung der Übersetzer

Nach Angaben eines interdisziplinaren Arbeitskreises beträgt die (biologische) Halbwertszeit für AFP 5 Tage, für HCG 12–36 h [Wolter C, Luppa P, Breul J, Fink U, Hanauske A-R, Prauer HW, Sendler A, Wilhelm O, Neumeier D (1996) Humorale Tumormarker. Dtsch Ärzteblatt 93: A346–352].

Regionäre Lymphknoten

Regionäre Lymphknoten sind die abdominalen paraaortalen, präaortalen, interaortokavalen, präkavalen, parakavalen, retrokavalen und retroaortalen Lymphknoten. Die Lymphknoten entlang der Vena spermatica werden den regionären zugeordnet. Die Seitenlokalisation beeinflusst die N-Klassifikation nicht. Nach skrotaler oder inguinaler Operation werden auch die intrapelvinen und inguinalen Lymphknoten als regionär eingeordnet.

TNM: Klinische Klassifikation

T – Primärtumor
Ausgenommen bei pTis und pT4, bei denen eine radikale Orchiektomie nicht notwendig für die Klassifikation ist, wird die Ausdehnung des Primärtumors nach radikaler Orchiektomie bestimmt (s. pT). Falls keine radikale Orchiektomie vorgenommen wurde, wird TX verschlüsselt.

N – Regionäre Lymphknoten
NX   Regionäre Lymphknoten können nicht beurteilt werden
N0   Keine regionären Lymphknotenmetastasen
N1   Metastasierung in Form eines Lymphknotenkonglomerats oder in (solitärem oder multiplen) Lymphknoten, jeweils nicht mehr als 2 cm in größter Ausdehnung
N2   Metastasierung in Form eines Lymphknotenkonglomerats oder in multiplen Lymphknoten, mehr als 2 cm, aber nicht mehr als 5 cm in größter Ausdehnung
N3   Metastasierung in Form eines Lymphknotenkonglomerats, mehr als 5 cm in größter Ausdehnung

M – Fernmetastasen
M0   Keine Fernmetastasen
M1   Fernmetastasen
    M1a   Nichtregionäre Lymphknoten- oder Lungenmetastase(n)
    M1b   Andere Fernmetastase(n)

ptNM: Pathologische Klassifikation

pT – Primärtumor

pTX Primärtumor kann nicht beurteilt werden
pT0 Kein Anhalt für Primärtumor (z. B. histologische Narbe im Hoden)
pTis Intratubuläre Keimzellneoplasie (Carcinoma in situ)

pT1 Tumor begrenzt auf Hoden (eingeschlossen Invasion des Rete testis), ohne Blut-/Lymphgefäßinvasion
pT2 Tumor begrenzt auf Hoden (eingeschlossen Invasion des Rete testis), mit Blut-/Lymphgefäßinvasion oder Tumor mit Invasion des hilären Weichgewebes, des Nebenhodens oder mit Penetration des Mesothels über der äußeren Oberfläche der Tunica albuginea mit Befall der Tunica vaginalis
pT3 Tumor infiltriert Samenstrang (mit/ohne Blut-/Lymphgefäßinvasion)
pT4 Tumor infiltriert Skrotum (mit/ohne Blut-/Lymphgefäßinvasion)

pN – Regionäre Lymphknoten

pNX Regionäre Lymphknoten können nicht beurteilt werden
pN0 Keine regionären Lymphknotenmetastasen
pN1 Metastasen in Form eines Lymphknotenkonglomerats, 2 cm oder weniger in größter Ausdehnung, oder 5 oder weniger positive Lymphknoten, keiner mehr als 2 cm in größter Ausdehnung
pN2 Metastasen in Form eines Lymphknotenkonglomerats, mehr als 2 cm, aber nicht mehr als 5 cm in größter Ausdehnung, oder mehr als 5 positive Lymphknoten, keiner mehr als 5 cm in größter Ausdehnung, oder extranodale Tumorausbreitung
pN3 Metastasen in Form eines Lymphknotenkonglomerats, mehr als 5 cm in größter Ausdehnung

pM – Fernmetastasen
Für pM siehe Seite 12.

S – Serumtumormarker

SX   Werte der Serumtumormarker nicht verfügbar oder entsprechende Untersuchungen nicht vorgenommen
S0   Serumtumormarker innerhalb der normalen Grenzen
S1–S3   Wenigstens einer der Serumtumormarker erhöht

	LDH		HCG [mIU/ml]		AFP [ng/ml]
S1	< 1,5 N	und	< 5000	und	< 1000
S2	1,5–10 N	oder	5000–50 000	oder	1000–10 000
S3	> 10 N	oder	> 50 000	oder	> 10 000

(N = obere Grenze des Normwertes für LDH)

Prognostische Gruppeneinteilung

Stadium 0	pTis	N0	M0	S0, SX
Stadium I	pT1–4	N0	M0	SX
Stadium IA	pT1	N0	M0	S0
Stadium IB	pT2–pT4	N0	M0	S0
Stadium IS	Jedes pT/TX	N0	M0	S1, S2, S3
Stadium II	Jedes pT/TX	N1, N2, N3	M0	SX
Stadium IIA	Jedes pT/TX	N1	M0	S0, S1
Stadium IIB	Jedes pT/TX	N2	M0	S0, S1
Stadium IIC	Jedes pT/TX	N3	M0	S0, S1
Stadium III	Jedes pT/TX	Jedes N	M1a	SX
Stadium IIIA	Jedes pT/TX	Jedes N	M1a	S0, S1
Stadium IIIB	Jedes pT/TX	N1, N2, N3	M0	S2
	Jedes pT/TX	Jedes N	M1, M1a	S2
Stadium IIIC	Jedes pT/TX	N1, N2, N3	M0	S3
	Jedes pT/TX	Jedes N	M1, M1a	S3
	Jedes pT/TX	Jedes N	M1b	Jedes S

Prognosefaktoren-Gitter – Keimzelltumoren des Hodens

Prognosefaktoren	Tumor-bezogen	Wirt-bezogen	Umwelt-bezogen
Essentiell*	Histologischer Typ T-Kategorie N-Kategorie M-Kategorie Tumormarker (AFP, hCG, LDH) Lokalisation Fernmetastasen		
Zusätzlich	Rate des Markerabfalls	Verzögerung bis zur Diagnose	Erfahrung des Arztes
Neu und vielversprechend	Anzahl der Kopien von Chromosom i(12p) p53, Ki-67 Apoptoseindex		

Quelle: Manual of Clinical Oncology, 9th ed. O'Sullivan B, Brierley J, D'Cruz A, Fey M, Pollock R, Vermorken J, Huang S. Wiley-Blackwell Oxford. 2015.

Niere
(ICD-O-3 C64)

Regeln zur Klassifikation

Die Klassifikation gilt nur für Nierenzellkarzinome. Histologische Diagnosesicherung ist erforderlich.
Verfahren zur Bestimmung der T-, N- und M-Kategorien sind:

T-Kategorien: Klinische Untersuchung und bildgebende Verfahren
N-Kategorien: Klinische Untersuchung und bildgebende Verfahren
M-Kategorien: Klinische Untersuchung und bildgebende Verfahren

Regionäre Lymphknoten

Die regionären Lymphknoten sind die hilären sowie die abdominalen paraaortalen und parakavalen Lymphknoten. Die Seitenlokalisation beeinflusst die N-Klassifikation nicht.

TNM: Klinische Klassifikation

T – Primärtumor

TX Primärtumor kann nicht beurteilt werden
T0 Kein Anhalt für Primärtumor

T1 Tumor 7 cm oder weniger in größter Ausdehnung, begrenzt auf die Niere
    T1a Tumor 4 cm oder weniger in größter Ausdehnung
    T1b Tumor mehr als 4 cm, aber nicht mehr als 7 cm in größter Ausdehnung
T2 Tumor mehr als 7 cm in größter Ausdehnung, begrenzt auf die Niere
    T2a Tumor mehr als 7 cm, aber nicht mehr als 10 cm in größter Ausdehnung
    T2b Tumor mehr als 10 cm in größter Ausdehnung

T3 Tumor breitet sich in größere Venen aus oder infiltriert direkt perirenales Gewebe, jedoch nicht in ipsilaterale Nebenniere und nicht über die Gerota-Faszie hinaus
- T3a Tumor mit makroskopischer Ausbreitung in die Nierenvene oder ihre segmentalen Äste *oder* Tumor infiltriert das Nierenbeckenkelchsystem *oder* Tumor infiltriert die perirenalen und peripelvinen Fettgewebe, aber nicht über die Gerota-Faszie hinaus
- T3b Tumor mit Ausbreitung in die Vena cava unterhalb des Zwerchfells
- T3c Tumor mit Ausbreitung in die Vena cava oberhalb des Zwerchfells oder mit Infiltration der Wand der V. cava

T4 Tumor infiltriert über die Gerota-Faszie hinaus (eingeschlossen die kontinuierliche Ausbreitung in die ipsilaterale Nebenniere)

N – Regionäre Lymphknoten
NX Regionäre Lymphknoten können nicht beurteilt werden
N0 Keine regionären Lymphknotenmetastasen
N1 Metastase(n) in regionärem Lymphknoten

M – Fernmetastasen
M0 Keine Fernmetastasen
M1 Fernmetastasen

pTNM: Pathologische Klassifikation

Die pT- und pN-Kategorien entsprechen den T- und N-Kategorien. Für pM siehe Seite 12.

Stadien – Niere

Stadium	T	N	M
Stadium I	T1	N0	M0
Stadium II	T2	N0	M0
Stadium III	T3	N0	M0
	T1, T2, T3	N1	M0
Stadium IV	T4	Jedes N	M0
	Jedes T	Jedes N	M1

Prognosefaktoren-Gitter – Nierenkarzinome

Prognosefaktoren	Tumor-bezogen	Wirt-bezogen	Umwelt-bezogen
Essentiell*	Stadium	Möglichkeit der chirurgischen Entfernung	
Zusätzlich	Histologischer Subtyp Fuhrman-Grad (nur für hellz. Nierenzellkarzinome) Nekrosemuster Sarkomatoide Histologie Symptomen-Score	Allgemeinzustand Hereditäre Erkrankung	Lymphknotenentfernung Adrenalektomie Metastasenentfernung Immuntherapie „Targeted" Therapie
Neu und vielversprechend	DNA-Ploidie Genetische Veränderungen Molekulare Marker		

Quelle: Manual of Clinical Oncology, 9th ed. O'Sullivan B, Brierley J, D'Cruz A, Fey M, Pollock R, Vermorken J, Huang S. Wiley-Blackwell Oxford. 2015.

Nierenbecken und Harnleiter
(ICD-O-3 C65, C66)

Regeln zur Klassifikation

Die Klassifikation gilt nur für Karzinome, nicht für Papillome. Histologische oder zytologische Diagnosesicherung ist erforderlich.
Verfahren zur Bestimmung der T-, N- und M-Kategorien sind:

T-Kategorien:	Klinische Untersuchung, bildgebende Verfahren und Endoskopie
N-Kategorien:	Klinische Untersuchung und bildgebende Verfahren
M-Kategorien:	Klinische Untersuchung und bildgebende Verfahren

Anatomische Bezirke

1. Nierenbecken (C65)
2. Harnleiter (C66)

Regionäre Lymphknoten

Die regionären Lymphknoten sind die hilären, abdominalen paraaortalen und parakavalen sowie für den Harnleiter die intrapelvinen Lymphknoten. Die Seitenlokalisation beeinflusst die N-Klassifikation nicht.

TNM: Klinische Klassifikation

T – Primärtumor
TX	Primärtumor kann nicht beurteilt werden
T0	Kein Anhalt für Primärtumor
Ta	Nichtinvasives papilläres Karzinom
Tis	Carcinoma in situ
T1	Tumor infiltriert subepitheliales Bindegewebe
T2	Tumor infiltriert Muskularis

T3 *Nierenbecken:* Tumor infiltriert durch die Muskulatur in das peripelvine Fettgewebe oder Nierenparenchym
Harnleiter: Tumor infiltriert durch die Muskulatur in das periureterale Fettgewebe
T4 Tumor infiltriert Nachbarorgane oder durch die Niere in das perirenale Fettgewebe

N – Regionäre Lymphknoten

NX Regionäre Lymphknoten können nicht beurteilt werden
N0 Keine regionären Lymphknotenmetastasen
N1 Metastase(n) in solitärem Lymphknoten, 2 cm oder weniger in größter Ausdehnung
N2 Metastase(n) in solitärem Lymphknoten, mehr als 2 cm in größter Ausdehnung *oder* in multiplen Lymphknoten

M – Fernmetastasen

M0 Keine Fernmetastasen
M1 Fernmetastasen

pTNM: Pathologische Klassifikation

Die pT- und pN-Kategorien entsprechen den T- und N-Kategorien. Für pM siehe Seite 12.

Stadien – Nierenbecken und Harnleiter

Stadium 0a	Ta	N0	M0
Stadium 0is	Tis	N0	M0
Stadium I	T1	N0	M0
Stadium II	T2	N0	M0
Stadium III	T3	N0	M0
Stadium IV	T4	N0	M0
	Jedes T	N1, N2	M0
	Jedes T	Jedes N	M1

Harnblase
(ICD-O-3 C67)

Regeln zur Klassifikation

Die Klassifikation gilt nur für Karzinome, nicht für Papillome. Histologische oder zytologische Diagnosesicherung ist erforderlich.
Verfahren zur Bestimmung der T-, N- und M-Kategorien sind:

T-Kategorien:	Klinische Untersuchung, bildgebende Verfahren, Endoskopie
N-Kategorien:	Klinische Untersuchung und bildgebende Verfahren
M-Kategorien:	Klinische Untersuchung und bildgebende Verfahren

Regionäre Lymphknoten

Regionäre Lymphknoten sind die Lymphknoten des kleinen Beckens, die den Beckenlymphknoten unter der Bifurkation der Aa. iliacae communes entsprechen. Die Seitenlokalisation beeinflusst die N-Klassifikation nicht.

TNM: Klinische Klassifikation

Der Zusatz (m) soll bei der entsprechenden T-Kategorie verwendet werden, um multiple Läsionen anzuzeigen. Der Zusatz (is) kann zu jeder T-Kategorie verwendet werden, um das Vorhandensein eines assoziierten Carcinoma in situ anzuzeigen.

T – Primärtumor
TX	Primärtumor kann nicht beurteilt werden
T0	Kein Anhalt für Primärtumor
Ta	Nichtinvasives papilläres Karzinom
Tis	Carcinoma in situ („flat tumour")
T1	Tumor infiltriert subepitheliales Bindegewebe
T2	Tumor infiltriert Muskulatur

| T2a | Tumor infiltriert oberflächliche Muscularis propria (innere Hälfte)
| T2b | Tumor infiltriert tiefe Muscularis propria (äußere Hälfte)
T3 Tumor infiltriert perivesikales Fettgewebe
| T3a | Mikroskopisch
| T3b | Makroskopisch (extravesikaler Tumor)
T4 Tumor infiltriert Prostatastroma, Samenblase(n), Uterus, Vagina oder Becken- oder Bauchwand
| T4a | Tumor infiltriert Prostatastroma, Samenblase(n), Uterus oder Vagina
| T4b | Tumor infiltriert Becken- oder Bauchwand

N – Regionäre Lymphknoten

NX Regionäre Lymphknoten können nicht beurteilt werden
N0 Keine regionären Lymphknotenmetastasen
N1 Metastase(n) in solitärem Lymphknoten des kleinen Beckens (hypogastrische, Obturator-, externe iliacale oder präsakrale Lymphknoten)
N2 Metastase(n) in multiplen Lymphknoten des kleinen Beckens (hypogastrische, Obturator-, externe iliakale oder präsakrale Lymphknoten)
N3 Metastase(n) in Lymphknoten an Aa. Iliaca communis

M – Fernmetastasen

M0 Keine Fernmetastasen
M1a Metastasen in nichtregionäre Lymphknoten
M1b Andere Fernmetastasen

pTNM: Pathologische Klassifikation

Die pT- und pN-Kategorien entsprechen den T- und N-Kategorien. Für pM siehe Seite 12.

Stadien – Harnblase

Stadium	T	N	M
Stadium 0a	Ta	N0	M0
Stadium 0is	Tis	N0	M0
Stadium I	T1	N0	M0
Stadium II	T2a, T2b	N0	M0
Stadium IIIA	T3a, T3b, T4a	N0	M0
	T1, T2, T3, T4a	N1	M0
Stadium IIIB	T1, T2, T3, T4a	N2, N3	M0
Stadium IVA	T4b	Jedes N	M0
	Jedes T	Jedes N	M1a
Stadium IVB	Jedes T	Jedes N	M1b

Prognosefaktoren-Gitter – Risiko des oberflächlichen Karzinoms für eine Progression mit tieferer Invasion (Ta, Tis, T1)

Prognosefaktoren	Tumor-bezogen	Wirt-bezogen	Umwelt-bezogen
Essentiell*	Grad T-Kategorie Carcinoma in situ Anzahl der Läsionen Vorhergegangene Rezidive	Alter Allgemeinzustand Andere Komorbiditäten	Ausmaß der transurethralen Resektion (eine intravesikale Chemotherapie reduziert das Rezidivrisiko) aber unklare Evidenz hinsichtlich des Progressionsrisikos
Zusätzlich	Tumorgröße Rezidivhäufigkeit beim 3-Monats-Check	Geschlecht Anhaltender Tabakkonsum	
Neu und vielversprechend	p53 NMP22 FGR3-Mutationen COX2 (speziell oberer Harntrakt) Claudin-Proteine DNA-Methylierungsstatus Lymphgefäßinvasion Ausmaß der Invasion (T1mikroinvasiv vs. T1ausgedehnt invasiv)		

Quelle: Manual of Clinical Oncology, 9th ed. O'Sullivan B, Brierley J, D'Cruz A, Fey M, Pollock R, Vermorken J, Huang S. Wiley-Blackwell Oxford. 2015.

Prognosefaktoren-Gitter – Lokal fortgeschrittenes Harnblasenkarzinom und/oder mit Lymphknotenmetastasen (T2–T4, N0–N1)

Prognosefaktoren	Tumor-bezogen	Wirt-bezogen	Umwelt-bezogen
Essentiell*	T-Kategorie N-Kategorie	Alter Allgemeinzustand ALP Andere Komorbiditäten	Chirurgische Resektionsränder
Zusätzlich	Grad Histologischer Typ Lymphgefäßinvasion Begleitendes Ca in situ Tumorgröße Hydronephrose	Hämoglobingehalt Response auf die primäre Chemotherapie	Ausmaß der Lymphknotenentfernung Anteil der befallenen Lymphknoten
Neu und vielversprechend	p53, p63 p21 (betreffend Langzeit-Blasenerhalt) Rb-Protein Ki67 EGF-Rezeptor HER2-Expression E-Cadherin Mikrogefäßdichte Medikamentenresistenzmechanismen (ERCC1, BRCA1 oder MMR-Mutationen)		

Quelle: Manual of Clinical Oncology, 9th ed. O'Sullivan B, Brierley J, D'Cruz A, Fey M, Pollock R, Vermorken J, Huang S. Wiley-Blackwell Oxford. 2015.

Harnröhre
(ICD-O-3 C68.0, C61)

Regeln zur Klassifikation

Die Klassifikation gilt für Karzinome der Urethra (ICD-O-3 C68.0) und Übergangszellkarzinome der Prostata (ICD-O-3 C61) und der prostatischen Harnröhre. Histologische oder zytologische Diagnosesicherung ist erforderlich.

Verfahren zur Bestimmung der T-, N- und M-Kategorien sind:

T-Kategorien: Klinische Untersuchung, bildgebende Verfahren, Endoskopie
N-Kategorien: Klinische Untersuchung und bildgebende Verfahren
M-Kategorien: Klinische Untersuchung und bildgebende Verfahren

Regionäre Lymphknoten

Die regionären Lymphknoten sind die Leisten- und Beckenlymphknoten. Die Seitenlokalisation beeinflusst die N-Klassifikation nicht.

TNM: Klinische Klassifikation

T – Primärtumor

TX Primärtumor kann nicht beurteilt werden
T0 Kein Anhalt für Primärtumor

Urethra (des Mannes und der Frau)

Ta Nichtinvasives papilläres, polypoides oder verruköses Karzinom
Tis Carcinoma in situ

T1 Tumor infiltriert subepitheliales Bindegewebe
T2 Tumor infiltriert Corpus spongiosum oder Prostata oder periurethrale Muskulatur
T3 Tumor infiltriert Corpus cavernosum oder über Prostatakapsel hinaus oder in vordere Vagina oder in den Blasenhals
T4 Tumor infiltriert andere Nachbarorgane (Infiltration der Blase)

Übergangzellkarzinom der Prostata (prostatische Harnröhre)

Tis (pu)	Carcinoma in situ, Befall der prostatischen Harnröhre, Befall von periurethralen und von Prostataausführungsgängen, ohne Stromainvasion
T1	Tumor infiltriert subepitheliales Bindegewebe
T2	Tumor infiltriert Stroma der Prostata, Corpus spongiosum *oder* periurethrale Muskulatur
T3	Tumor infiltriert Corpus cavernosum *oder* über Prostatakapsel hinaus *oder* in den Blasenhals (extraprostatische Ausbreitung)
T4	Tumor infiltriert andere Nachbarorgane (Infiltration der Harnblase)

N – Regionäre Lymphknoten

NX	Regionäre Lymphknoten können nicht beurteilt werden
N0	Keine regionären Lymphknotenmetastasen
N1	Metastase(n) in solitärem Lymphknoten
N2	Metastasen in multiplen Lymphknoten

M – Fernmetastasen

M0	Keine Fernmetastasen
M1	Fernmetastasen

pTNM: Pathologische Klassifikation

Die pT- und pN-Kategorien entsprechen den T- und N-Kategorien. Für pM siehe Seite 12.

Stadien – Harnröhre

Stadium 0a	Ta	N0	M0
Stadium 0is	Tis	N0	M0
Stadium I	T1	N0	M0
Stadium II	T2	N0	M0
Stadium III	T1, T2	N1	M0
	T3	N0, N1	M0
Stadium IV	T4	N0, N1	M0
	Jedes T	N2	M0
	Jedes T	Jedes N	M1

Nebennierenrindentumoren*
(ICD-O-3 C74.0)

Regeln zur Klassifikation

Die Klassifikation gilt für Karzinome der Nebennierenrinde. Sie gilt nicht für Tumoren des Nebennierenmarks oder für Sarkome.
Verfahren zur Bestimmung der T-, N- und M-Kategorien sind:

T-Kategorien: Klinische Untersuchung und bildgebende Verfahren
N-Kategorien: Klinische Untersuchung und bildgebende Verfahren
M-Kategorien: Klinische Untersuchung und bildgebende Verfahren

Regionäre Lymphknoten

Die regionären Lymphknoten sind die hilären, die abdominalen paraaortalen und parakavalen Lymphknoten. Die Seitenlokalisation beeinflusst die N-Klassifikation nicht.

TNM: Klinische Klassifikation

T – Primärtumor

TX Primärtumor kann nicht beurteilt werden
T0 Kein Anhalt für Primärtumor

T1 Tumor 5 cm oder weniger in der größten Ausdehnung, keine extraadrenale Invasion
T2 Tumor größer als 5 cm, keine extraadrenale Invasion

TNM – Klassifikation maligner Tumoren, 8. Auflage. Herausgegeben von Ch. Wittekind.
© 2020 WILEY-VCH Verlag GmbH & Co. KGaA. Published 2020 by WILEY-VCH Verlag GmbH & Co. KGaA.

T3 Tumor jeder Größe mit lokaler Invasion, aber ohne Invasion von Nachbarorganen*
T4 Tumor jeder Größe mit Invasion von Nachbarorganen*

Anmerkung

*Nachbarorgane schließen mit ein: Niere, Zwerchfell, große Gefäße (Nierenvene, Vena cava), Pankreas, Leber.

N – Regionäre Lymphknoten
NX Regionäre Lymphknoten können nicht beurteilt werden
N0 Keine regionären Lymphknotenmetastasen
N1 Metastase(n) in regionären Lymphknoten

M – Fernmetastasen
M0 Keine Fernmetastasen
M1 Fernmetastasen

pTNM: Pathologische Klassifikation

Die pT- und pN-Kategorien entsprechen den T- und N-Kategorien. Für pM siehe Seite 12.

Stadien – Nebennierenrindentumoren

Stadium	T	N	M
Stadium I	T1	N0	M0
Stadium II	T2	N0	M0
Stadium III	T1, T2	N1	M0
	T3, T4	N0, N1	M0
Stadium IV	Jedes T	Jedes N	M1

Prognosefaktoren-Gitter – Nebennierenrindenkarzinome

Prognosefaktoren	Tumor-bezogen	Wirt-bezogen	Umwelt-bezogen
Essentiell*	T-Kategorie N-Kategorie M-Kategorie Biochemischer Status Besseres Überleben bei Patienten mit hormonell aktiven Tumoren		Resektabilität
Zusätzlich	Response auf Mitotan-Therapie	Alter	
Neu und vielversprechend	Molekulares Profil: Höherer Tumorgrad, gekennzeichnet durch Ki67 oder Mitoserate, ist assoziiert mit einer schlechteren Prognose Chromosomale Aberrationen, die mit einer schlechteren Prognose korrelieren: Zugewinn Chromosomen 6, 7, 12 und 19, Verlust in Chromosomen 3, 8, 10, 16, 17, 19 Eine zunehmende Anzahl von Abberrationen korreliert mit einer schlechteren Prognose		

Quelle: Manual of Clinical Oncology, 9th ed. O'Sullivan B, Brierley J, D'Cruz A, Fey M, Pollock R, Vermorken J, Huang S. Wiley-Blackwell Oxford. 2015.

Augentumoren

Einführende Bemerkungen

Die Tumoren des Auges und seiner Anhangsstrukturen sind eine heterogene Gruppe, welche Karzinome, Melanome, Sarkome und Retinoblastome einschließt. Aus klinischen Gründen soll die Klassifikation in einem Kapitel dargestellt werden.

Tumoren folgender anatomischer Bezirke werden klassifiziert

- Konjunktiva
- Uvea
- Retina
- Orbita
- Tränendrüsen
- Augenlid (Diese Tumoren werden bei den Hauttumoren aufgeführt)

Für histologische Nomenklatur und diagnostische Kriterien wird die WHO-Klassifikation [Campbell RJ (1998) Histological typing of tumours of the eye and its adnexa. 2nd ed. Springer, Berlin] empfohlen.

Jeder Tumortyp wird nach folgendem Schema beschrieben

- Regeln für die Klassifikation mit Verfahren zur Bestimmung der T-, N- und M-Kategorien
- Anatomische Bezirke, falls erforderlich
- Definition der regionären Lymphknoten
- TNM: Klinische Klassifikation
- pTNM: Pathologische Klassifikation
- Stadien, falls anwendbar
- Prognosefaktoren-Gitter

TNM – Klassifikation maligner Tumoren, 8. Auflage. Herausgegeben von Ch. Wittekind.
© 2020 WILEY-VCH Verlag GmbH & Co. KGaA. Published 2020 by WILEY-VCH Verlag GmbH & Co. KGaA.

Karzinom der Konjunktiva
(ICD-O-3 C69.0)

Regeln zur Klassifikation

Histologische Diagnosesicherung und Unterteilung der Fälle nach dem histologischen Typ, z. B. Mukoepidermoid- und Plattenepithelkarzinom, sind erforderlich.
Verfahren zur Bestimmung der T-, N- und M-Kategorien sind:

T-Kategorien: Klinische Untersuchung
N-Kategorien: Klinische Untersuchung
M-Kategorien: Klinische Untersuchung und bildgebende Verfahren

Regionäre Lymphknoten

Die regionären Lymphknoten sind die präaurikulären, submandibulären und Halslymphknoten.

TNM: Klinische Klassifikation

T – Primärtumor
TX   Primärtumor kann nicht beurteilt werden
T0   Kein Anhalt für Primärtumor
Tis Carcinoma in situ

T1   Tumor 5 mm oder weniger in größter Ausdehnung, infiltriert durch die Basalmembran der Conjunctiva
T2   Tumor mehr als 5 mm in größter Ausdehnung, infiltriert durch die Basalmembran der Conjunctiva, ohne Infiltration von Nachbarstrukturen
T3   Tumor infiltriert Nachbarstrukturen*
T4   Tumor infiltriert Orbita und Strukturen jenseits der Orbita
   T4a   Tumor infiltriert Weichteile der Orbita, keine Knocheninfiltration
   T4b   Tumor infiltriert Knochen
   T4c   Tumor infiltriert angrenzende Nasennebenhöhlen
   T4d   Tumor infiltriert Gehirn

Anmerkung
*Nachbarstrukturen umfassen die Hornhaut (3, 6, 9 12 Uhrenstunden), intraokuläre Abschnitte, die fornikale Konjunktiva (untere und/oder obere), die palpebrale Konjunktiva (untere und/oder obere), die tarsale Konjunktiva (untere und/oder obere), Tränenpünktchen und Tränenkanäle (untere und/oder obere), Plica, Karunkel, hinteres Blatt des Augenlides, vorderes Blatt des Augenlides und/oder den Lidrand (unterer und/oder oberer).

N – Regionäre Lymphknoten
NX Regionäre Lymphknoten können nicht beurteilt werden
N0 Keine regionären Lymphknotenmetastasen
N1 Regionäre Lymphknotenmetastasen

M – Fernmetastasen
M0 Keine Fernmetastasen
M1 Fernmetastasen

pTNM: Pathologische Klassifikation

Die pT- und pN-Kategorien entsprechen den T- und N-Kategorien. Für pM siehe Seite 12.

Stadien

Stadien werden derzeit nicht empfohlen.

Malignes Melanom der Konjunktiva
(ICD-O-3 C69.0)

Regeln zur Klassifikation

Histologische Diagnosesicherung ist erforderlich.
Verfahren zur Bestimmung der T-, N- und M-Kategorien sind:

T-Kategorien: Klinische Untersuchung
N-Kategorien: Klinische Untersuchung
M-Kategorien: Klinische Untersuchung und bildgebende Verfahren

Regionäre Lymphknoten

Die regionären Lymphknoten sind die präaurikulären, submandibulären und Halslymphknoten.

TNM: Klinische Klassifikation

T – Primärtumor

TX Primärtumor kann nicht beurteilt werden
T0 Kein Anhalt für Primärtumor
Tis Melanom begrenzt auf das Konjunktivaepithel (in situ)[1]

T1 Tumor(en) der Bulbuskonjunktiva
    T1a Tumor infiltriert 1 Quadrant oder weniger[2]
    T1b Tumor infiltriert mehr als einen, aber nicht mehr als 2 Quadranten
    T1c Tumor infiltriert mehr als zwei, aber nicht mehr als drei Quadranten
    T1d Tumor infiltriert mehr als drei Quadranten
T2 Malignes Melanom der nicht-bulbären Konjunktiva mit Infiltration der palpebralen, fornikalen und/oder karunkulären Konjunktiva
    T2a Nicht-karunkulärer Tumor infiltriert einen Quadranten oder weniger

T2b	Nicht-karunkulärer Tumor infiltriert mehr als einen Quadranten
T2c	Karunkulärer Tumor infiltriert einen Quadranten oder weniger
T2d	Karunkulärer Tumor infiltriert mehr als einen Quadranten

T3 Tumor(en) mit lokaler Ausbreitung auf:
    T3a   Augapfel
    T3b   Augenlid
    T3c   Orbita
    T3d   Nasennebenhöhlen, Tränengang und/oder Tränendrüse
T4   Tumor infiltriert Gehirn

Anmerkungen

[1] Melanoma in situ mit Atypien (eingeschlossen die „primäre erworbene Melanose"), das mehr als 75 % der normalen Epitheldicke einnimmt, mit zytologischen Kriterien epithelialer Zellen, eingeschlossen reichlich Zytoplasma, bläschenförmigen Kernen und prominenten Nukleolen und/oder Vorhandensein von intraepithelialen Nestern atypischer Zellen.

[2] Die Quadranten werden durch die Ziffern der Uhr definiert, beginnend am Limbus (z. B. 6, 9, 12, 3), sich vom Zentrum der Hornhaut auf und jenseits der Augenlider ausdehnend. Dadurch wird der Karunkel in zwei Teile geteilt.

N – Regionäre Lymphknoten
NX   Regionäre Lymphknoten können nicht beurteilt werden
N0   Keine regionären Lymphknotenmetastasen
N1   Regionäre Lymphknotenmetastasen

M – Fernmetastasen
M0   Keine Fernmetastasen
M1   Fernmetastasen

ptNM: Pathologische Klassifikation

pT – Primärtumor

pTX   Primärtumor kann nicht beurteilt werden
pT0   Kein Anhalt für Primärtumor
pTis Melanom begrenzt auf das Konjunktivaepithel (in situ)[1]
pT1   Melanom der Bulbuskonjunktiva
    pT1a Tumor 2,0 mm oder weniger dick, mit Infiltration der Substantia propria
    pT1b Tumor mehr als 2,0 mm dick, mit Infiltration der Substantia propria
pT2   Malignes Melanom der palpebralen, fornikalen oder karunkulären Konjunktiva
    pT2a Tumor 2,0 mm oder weniger dick, mit Infiltration der Substantia propria
    pT2b Tumor mehr als 2,0 mm dick, mit Infiltration der Substantia propria
pT3   Tumor(en) mit Infiltration von Augapfel, Augenlid, nasolakrimalem System *oder* Orbita
    pT3a infiltriert Augapfel
    pT3b infiltriert Augenlid
    pT3c infiltriert Orbita
    pT3d infiltriert Nasennebenhöhlen, Tränengang oder Tränensack
pT4   Tumor(en) infiltriert Gehirn

Anmerkung

[1] pTis: Melanoma in situ mit Atypien (eingeschlossen die „primäre erworbene Melanose"), das mehr als 75 % der normalen Epitheldicke einnimmt, mit zytologischen Kriterien epithelialer Zellen, eingeschlossen reichlich Zytoplasma, bläschenförmige Kerne und prominente Nukleolen und/oder Vorhandensein von intraepithelialen Nestern atypischer Zellen.

pN – Regionäre Lymphknoten

Die pN-Kategorien entsprechen den N-Kategorien.

pM – Fernmetastasen

Für pM siehe Seite 12.

G: Histopathologisches Grading

Der histologische Grad entspricht dem Ausgangspunkt des Primärtumors dar.

- GX   Differenzierungsgrad kann nicht beurteilt werden
- G0   Primäre erworbene Melanose ohne zelluläre Atypien
- G1   Malignes Melanom auf dem Boden eines Nävus
- G2   Malignes Melanom auf dem Boden einer primären erworbenen Melanose mit Zellatypien (ausschließlich epitheliale Veränderungen)
- G3   Malignes Melanom auf dem Boden einer primär erworbenen Melanose mit epithelialen Zellatypien und invasivem Melanom
- G4   Malignes Melanom de novo

Stadien

Stadien werden derzeit nicht empfohlen.

Malignes Melanom der Uvea
(ICD-O-3 C69.3, 4)

Regeln zur Klassifikation

Histologische Diagnosesicherung ist erforderlich.
Verfahren zur Bestimmung der T-, N- und M-Kategorien sind:

T-Kategorien:	Klinische Untersuchung; zusätzliche Methoden wie Fluoreszeinangiographie und Isotopenuntersuchung können die Genauigkeit der Beurteilung erhöhen
N-Kategorien:	Klinische Untersuchung
M-Kategorien:	Klinische Untersuchung und bildgebende Verfahren

Regionäre Lymphknoten

Die regionären Lymphknoten sind die präaurikulären, submandibulären und Halslymphknoten.

Anatomische Bezirke

1. Iris (C69.42)
2. Ziliarkörper (C69.43)
3. Chorioidea (C69.3)

TNM: Klinische Klassifikation

T – Primärtumor
TX   Primärtumor kann nicht beurteilt werden
T0   Kein Anhalt für Primärturmor

Iris*

T1   Tumor begrenzt auf Iris
    T1a   Tumor begrenzt auf Iris, nicht mehr als 3 Uhrstunden groß

| | T1b | Tumor begrenzt auf Iris, mehr als 3 Uhrstunden groß |
| | T1c | Tumor begrenzt auf Iris, mit sekundärem Glaukom |

T2 Tumor konfluierend oder mit Ausbreitung auf Ziliarkörper und/oder Chorioidea *oder* beide
    T2a Tumor konfluierend oder mit Ausbreitung auf Ziliarkörper ohne sekundäres Glaukom
    T2b Tumor konfluierend oder mit Ausbreitung auf Chorioidea ohne sekundäres Glaukom
    T2c Tumor konfluierend oder mit Ausbreitung auf Ziliarkörper und/oder Chorioidea mit sekundärem Glaukom

T3 Tumor konfluierend oder mit Ausbreitung auf Ziliarkörper und/oder Chorioidea oder mit Ausbreitung auf Sklera
    T3a Mit sekundärem Glaukom

T4 Tumor mit extraskleraler Ausbreitung
    T4a Durchmesser 5 mm oder weniger
    T4b Durchmesser mehr als 5 mm

Anmerkung

Irismelanome stammen aus der Uvearegion und sind meistens dort lokalisiert. Wenn weniger als die Hälfte des Tumorvolumens in der Iris lokalisiert ist, könnte der Tumor im Ziliarkörper entstanden sein und sollte dementsprechend klassifiziert werden.

Anmerkung der Übersetzer

Bei der Definition von T2 und T3 wurde in der englischen Originalausgabe vom allgemeinen Grundsatz, dass Hauptkategorien (T1–T4) so definiert sein müssen, dass alle Subkategorien (a, b, c) eingeschlossen sind (siehe Seite 7), abgewichen. Diese Inkonsequenz wird in der deutschen Übersetzung beibehalten, um die internationale Vergleichbarkeit nicht zu behindern.

Ziliarkörper und Chorioidea

Primäre maligne Melanome des Ziliarkörpers und der Chorioidea werden entsprechend den unten erwähnten vier Größenkategorien klassifiziert.[1,2]

Augentumoren

Dicke (mm)

Dicke (mm) \ Größter basaler Durchmesser (mm)	≤ 3,0	3,1–6,0	6,1–9,0	9,1–12,0	12,1–15,0	15,1–18	> 18
> 15				4	4	4	4
12,1–15,0				3	3	4	4
9,1–12,0		3	3	3	3	3	4
6,1–9,0	2	2	2	2	3	3	4
3,1–6,0	1	1	1	2	2	3	4
< 3,0	1	1	1	1	2	2	4

Abb. 11.1 Klassifikation der malignen Melanome des Ziliarkörpers und der Chorioidea basierend auf Dicke und Durchmesser.

T1   Tumor der Kategorie 1
    T1a   Ohne Beteiligung des Ziliarkörpers und ohne extraokuläre Ausbreitung
    T1b   Mit Beteiligung des Ziliarkörpers
    T1c   Ohne Beteiligung des Ziliarkörpers, aber mit extraokulärer Ausbreitung von 5 mm oder weniger
    T1d   Mit Beteiligung des Ziliarkörpers und mit extraokulärer Ausbreitung von 5 mm oder weniger

T2   Tumor der Kategorie 2
    T2a   Ohne Beteiligung des Ziliarkörpers und ohne extraokuläre Ausbreitung
    T2b   Mit Beteiligung des Ziliarkörpers
    T2c   Ohne Beteiligung des Ziliarkörpers, aber mit extraokulärer Ausbreitung von 5 mm oder weniger
    T2d   Mit Beteiligung des Ziliarkörpers und mit extraokulärer Ausbreitung von 5 mm oder weniger

T3   Tumor der Kategorie 3
    T3a   Ohne Beteiligung des Ziliarkörpers und ohne extraokuläre Ausbreitung
    T3b   Mit Beteiligung des Ziliarkörpers
    T3c   Ohne Beteiligung des Ziliarkörpers, aber mit extraokulärer Ausbreitung von 5 mm oder weniger
    T3d   Mit Beteiligung des Ziliarkörpers und mit extraokulärer Ausbreitung von 5 mm oder weniger

T4 Tumor der Kategorie 4
    T4a Ohne Beteiligung des Ziliarkörpers und ohne extraokuläre Ausbreitung
    T4b Mit Beteiligung des Ziliarkörpers
    T4c Ohne Beteiligung des Ziliarkörpers, aber mit extraokulärer Ausbreitung von 5 mm oder weniger
    T4d Mit Beteiligung des Ziliarkörpers und mit extraokulärer Ausbreitung von 5 mm oder weniger
    T4e Mit Beteiligung des Ziliarkörpers und mit extraokulärer Ausbreitung größer als 5 mm

Anmerkung

1. In der klinischen Praxis kann die größte basale Ausdehnung in Pupillendurchmessern (DD) geschätzt werden, wobei ein Pupillendurchmesser im Durchschnitt 1,5 mm entspricht; die Schätzung der größten Höhe/Dicke kann in Dioptrien erfolgen, wobei durchschnittlich 2,5 Dioptrien 1 mm entsprechen. Andere Techniken wie der Ultraschall und die Fundusfotographie werden häufig benutzt, um genauere Messwerte zu erhalten. Die Beteiligung des Ziliarkörpers kann durch die Spaltlampe, Ophthalmoskopie, Gonioskopie und Transillumination festgestellt werden. Hochfrequenzultraschall (Ultrasachall-Biomikroskopie) ist für genauere Messungen besser geeignet. Eine Ausdehnung durch die Sklera ist möglicherweise vor oder nach einer Operation feststellbar, und zwar durch Ultraschall, Computertomographie oder Magnet-Resonanz-Tomographie (Magnetic resonance imaging).
2. Wenn die histopathologischen Messungen nach der Fixation vorgenommen werden, können Tumordurchmesser und -dicke aufgrund von Gewebeschrumpfungen unterschätzt werden.

N – Regionäre Lymphknoten

NX   Regionäre Lymphknoten können nicht beurteilt werden
N0   Keine regionären Lymphknotenmetastasen
N1   Regionäre Lymphknotenmetastasen

M – Fernmetastasen

M0 Keine Fernmetastasen
M1 Fernmetastasen
M1a Größte Metastase 3 cm oder weniger in größter Ausdehnung
M1b Größte Metastase größer als 3 cm aber nicht größer als 8 cm in größter Ausdehnung
M1c Größte Metastase größer als 8 cm in größter Ausdehnung

Anmerkung der Übersetzer
Ein Grading ist nicht vorgesehen.

pTNM: Pathologische Klassifikation

Die pT- und pN-Kategorien entsprechen den T- und N-Kategorien. Für pM siehe Seite 12.

Stadien* – Maligne Melanome der Uvea

Stadium I	T1a	N0	M0
Stadium IIA	T1b–d, T2a	N0	M0
Stadium IIB	T2b, T3a	N0	M0
Stadium IIIA	T2c–d	N0	M0
	T3b–c	N0	M0
	T4a	N0	M0
Stadium IIIB	T3d	N0	M0
	T4b–c	N0	M0
Stadium IIIC	T4d–e	N0	M0
Stadium IV	Jedes T	N1	M0
	Jedes T	Jedes N	M1

Anmerkung

*Die Stadien gelten für die malignen Melanome der Chorioidea und des Ziliarkörpers aber nicht für die der Iris.

Prognosefaktoren-Gitter – Maligne Melanome der Uvea

Prognose-faktoren	Tumor-bezogen	Wirt-bezogen	Umwelt-bezogen
Essentiell*	Größter Tumordurchmesser Höhere T-Kategorie	Fortgeschrittenes Alter	
Zusätzlich	Extrasklerale extraokuläre Ausbreitung Lokalisation (Iristumoren sind bei Diagnose kleiner während Tumoren des Ziliarkörpers weniger gut sichtbar und größer bei der Diagnose sind) Histopathologischer Zelltyp (spindelzellige Melanome mit besserer Prognose als epitheloidzellige) Mitoseaktivität Mikrovaskuläres Gefäßmuster		
Neu und vielversprechend	PET-CT standardisierter Aufnahme-Wert (SUV): ein höherer Wert ist mit einer schlechteren Prognose assoziiert Monosomie 3 Abnormitäten der Chromosomen 6 und 8 Genetische Expressionsprofile (Klasse 1 besser als 1A und 2)		Immuntherapie

Quelle: Manual of Clinical Oncology, 9th ed. O'Sullivan B, Brierley J, D'Cruz A, Fey M, Pollock R, Vermorken J, Huang S. Wiley-Blackwell Oxford. 2015.

Retinoblastom
(ICD-O-3 C69.2)

Regeln zur Klassifikation

Bei beiderseitigem Befall soll jedes Auge gesondert klassifiziert werden. Die Klassifikation gilt nicht für Fälle mit kompletter spontaner Tumorregression. Histologische Diagnosesicherung am enukleierten Auge ist erforderlich.
Verfahren zur Bestimmung der T-, N- und M-Kategorien sind:

T-Kategorien: Klinische Untersuchung und bildgebende Verfahren
N-Kategorien: Klinische Untersuchung
M-Kategorien: Klinische Untersuchung und bildgebende Verfahren; Knochenmark- und Liquoruntersuchungen können die Genauigkeit der Beurteilung erhöhen

Anmerkung der Übersetzer
Ein Grading ist nicht vorgesehen.

Regionäre Lymphknoten

Die regionären Lymphknoten sind die präaurikulären, submandibulären und Halslymphknoten.

TNM: Klinische Klassifikation

T – Primärtumor
TX   Primärtumor kann nicht beurteilt werden
T0   Kein Anhalt für Primärtumor
T1   Tumor auf Retina beschränkt mit subretinaler Flüssigkeit 5 mm oder weniger von der Basis jeglicher Tumor(en) entfernt, ohne Netzhautablösung
    T1a   Kein Tumor im Auge größer als 3 mm im größten Durchmesser oder mindestens 1,5 mm vom Nervus opticus oder der Papille entfernt

| | T1b | Wenigstens ein Tumor ist größer als 3 mm im größten Durchmesser und weniger als 1,5 mm vom Nervus opticus oder der Fovea entfernt. Keine Netzhautablösung oder subretinale Flüssigkeitsansammlung mehr als 5 mm von der Basis des Tumors entfernt |

T1c Wenigstens ein Tumor ist größer als 3 mm im größten Durchmesser oder weniger als 1,5 mm vom Nervus opticus oder der Fovea entfernt, mit einer Ablösung der Netzhaut oder subretinaler Flüssigkeitsansammlung mehr als 5 mm von der Basis des Tumors entfernt

T2 Tumor(en) mit Nachweis von Tumorzellen im Glaskörper und subretinal *oder* mit Netzhautablösung

T2a Tumor(en) mit subretinaler Flüssigkeitsansammlung mehr als 5 mm von der Basis jeglichen Tumors entfernt

T2b Tumor(en) mit Nachweis von Tumorzellen im Glaskörper und/oder subretinal

T3 Ausgedehnte Tumorausbreitung im Auge

T3a Phthisis oder Prä-Phthisis des Bulbus

T3b Tumor mit Infiltration der Choroidea, der Pars plana, des Ziliarkörpers, der Linse, der Zonulae, der Iris oder der vorderen Augenkammer

T3c Erhöhter intraokulärer Druck mit Neovaskularisation und/oder Bupththalmus

T3d Hyphem und/oder massive Glaskörperblutung

T3e Aseptische Entzündung der Orbita

T4 Extraokulärer Tumor

T4a Invasion des Nervus opticus oder von Orbitagewebe

T4b Extraorbitale Ausbreitung mit Proptosis und/oder orbitalen Tumoren

N – Regionäre Lymphknoten

NX Regionäre Lymphknoten können nicht beurteilt werden
N0 Keine regionären Lymphknotenmetastasen
N1 Regionäre Lymphknotenmetastasen

M – Fernmetastasen

M0 Keine Fernmetastasen
M1 Fernmetastasen
    M1a Einzelne oder multiple Metastasen außerhalb von ZNS und Gehirn
    M1b Metastasen(n) des ZNS eingeschlossen Gehirn

pTNM: Pathologische Klassifikation

T – Primärtumor

pTX Primärtumor kann nicht beurteilt werden
pT0 Kein Anhalt für Primärtumor

pT1 Tumor auf das Auge beschränkt, ohne Invasion des Nervus opticus oder der Chorioidea
pT2 Tumor mit intraokulärer Ausbreitung
    pT2a Fokale Invasion der Chorioidea und prä- oder intralaminare Invasion des Nervus opticus
    pT2b Tumor mit Invasion des Irisstromas und/oder des trabekulären Netzwerkes und/oder des Schlemm'schen Kanals
pT3 Tumor mit ausgeprägter Invasion
    pT3a Tumor mit ausgeprägter Invasion der Chorioidea 3 mm oder größer in größter Ausdehnung und multiple Invasionsherde zusammen 3 mm ausmachend oder Beteiligung der ganzen Dicke
    pT3b Retrolaminäre Invasion des Nervus opticus ohne Invasion des Absetzungsrandes des Nervus opticus
    pT3c Tumor mit Partialinvasion der Sklera innerhalb der inneren zwei Drittel
    pT3d Tumor mit Invasion der ganzen Dicke in das äußere Drittel der Sklera und/oder Invasion in oder um die Auslasskanäle herum
pT4 Tumor mit extraokulärer Ausbreitung: Invasion des Nervus opticus bis an den chirurgischen Absetzungsrand, in die meningealen Hohlräume um den Nervus opticus, Invasion der ganzen Skleradicke mit Invasion der Episklera, des Fettgewebes, des extraokulären Muskels, Knochen, Konjunktiva oder Augenlid

pN – Regionäre Lymphknoten

pNX Regionäre Lymphknoten können nicht beurteilt werden
pN0 Keine regionären Lymphknotenmetastasen
pN1 Regionäre Lymphknotenmetastasen

pM – Fernmetastasen

cM0 Keine Fernmetastasen
pM1 Fernmetastasen
  pM1a Einzelne oder multiple Metastase(n) außerhalb des ZNS
  pM1b Multiple Metastasen des ZNS-Parenchyms oder des Liquor

Stadien

Klinisches Stadium

Stadium I	T1, T2, T3	N0	M0
Stadium II	T4a	N0	M0
Stadium III	T4b	N0	M0
	Jedes T	N1	M0
Stadium IV	Jedes T	Jedes N	M1

Pathologisches Stadium

Stadium I	T1, T2, T3	N0	M0
Stadium II	T4	N0	M0
Stadium III	Jedes T	N1	M0
Stadium IV	Jedes T	Jedes N	M1

Prognosefaktoren-Gitter – Retinoblastom

Prognose-faktoren	Tumor-bezogen	Wirt-bezogen	Umwelt-bezogen
Essentiell*	Ausgeprägte ≥ 3 mm Invasion der Uvea Extrasklerale Tumorausbreitung Invasion der Nervus opticus Invasion der vorderen Augenkammer Höhere T-Kategorie	Immunsuppression (z. B. AIDS) Keimbahnmutationen RB1-Allele	Zugangsmöglichkeiten zur Therapie
Zusätzlich	Multidrug-Resistenz-Gene Vererbbarkeit		Zyklosporintherapie Erfahrenes multidisziplinäres Team
Neu und vielversprechend			Screening Programme für Schwellenländer Telepathologie für die Beurteilung enukleierter Augen In utero Feststellung des Retinoblastoms

Quelle: Manual of Clinical Oncology, 9th ed. O'Sullivan B, Brierley J, D'Cruz A, Fey M, Pollock R, Vermorken J, Huang S. Wiley-Blackwell Oxford. 2015.

Orbitasarkom
(ICD-O-3 C69.6)

Regeln zur Klassifikation

Die Klassifikation gilt nur für Sarkome der Weichteile und Knochen. Histologische Diagnosesicherung und Unterteilung der Fälle nach histologischem Typ sind erforderlich.
Verfahren zur Bestimmung der T-, N- und M-Kategorien sind:

T-Kategorien: Klinische Untersuchung und bildgebende Verfahren
N-Kategorien: Klinische Untersuchung
M-Kategorien: Klinische Untersuchung und bildgebende Verfahren

Regionäre Lymphknoten

Die regionären Lymphknoten sind die präaurikulären, submandibulären und Halslymphknoten.

TNM: Klinische Klassifikation

T – Primärtumor
TX Primärtumor kann nicht beurteilt werden
T0 Kein Anhalt für Primärtumor
T1 Tumor 20 mm oder weniger in größter Ausdehnung
T2 Tumor mehr als 20 mm in größter Ausdehnung, ohne Infiltration des Augapfels oder der knöchernen Wand der Orbita
T3 Tumor jeder Größe mit diffuser Infiltration des Orbitalgewebes und/oder der knöchernen Wände der Orbita
T4 Tumor infiltriert Augapfel oder periorbitale Strukturen wie Augenlid, Fossa temporalis, Nasenhöhle, Nasennebenhöhlen und/oder Gehirn

N – Regionäre Lymphknoten

NX Regionäre Lymphknoten können nicht beurteilt werden
N0 Keine regionären Lymphknotenmetastasen
N1 Regionäre Lymphknotenmetastasen

pM – Fernmetastasen

M0 Keine Fernmetastasen
M1 Fernmetastasen

pTNM: Pathologische Klassifikation

Die pT- und pN-Kategorien entsprechen den T- und N-Kategorien. Für pM siehe Seite 12.

Stadien

Stadien werden derzeit nicht empfohlen.

Karzinom der Tränendrüsen
(ICD-O-3 C69.5)

Regeln zur Klassifikation

Histologische Diagnosesicherung und Unterteilung der Falle nach histologischem Typ sind erforderlich.
Verfahren zur Bestimmung der T-, N- und M-Kategorien sind:

T-Kategorien: Klinische Untersuchung und bildgebende Verfahren
N-Kategorien: Klinische Untersuchung
M-Kategorien: Klinische Untersuchung und bildgebende Verfahren

Regionäre Lymphknoten

Die regionären Lymphknoten sind die präaurikulären, submandibulären und Halslymphknoten.

TNM: Klinische Klassifikation

T – Primärtumor
TX   Primärtumor kann nicht beurteilt werden
T0   Kein Anhalt für Primärtumor

T1   Tumor 2 cm oder weniger in größter Ausdehnung mit/ohne extraglanduläre Ausbreitung in das Weichgewebe der Orbita
    T1a   Ohne Infiltration des Periost oder des Knochens
    T1b   Infiltration des Periost ohne Knocheninfiltration
    T1c   Infiltration des Knochens

T2   Tumor mehr als 2 cm, aber nicht mehr als 4 cm in größter Ausdehnung
    T2a   Ohne Infiltration des Periost oder des Knochens
    T2b   Infiltration des Periost ohne Knocheninfiltration
    T2c   Infiltration des Knochens

T3	Tumor mehr als 4 cm in größter Ausdehnung *oder* extraglanduläre Ausbreitung in das Weichgewebe der Orbita, eingeschlossen Nervus opticus und Augapfel
T3a	Ohne Infiltration des Periost oder des Knochens
T3b	Infiltration des Periost ohne Knocheninfiltration
T3c	Infiltration des Knochens
T4	Tumor infiltriert angrenzende Strukturen (Nasennebenhöhlen, Fossa temporalis, Fossa pterygoidea, Fissura orbitalis superior, Sinus cavernosus, und/oder Gehirn)
T4a	Tumor 2 cm oder weniger in größter Ausdehnung
T4b	Tumor mehr als 2 cm aber nicht mehr als 4 cm in größter Ausdehnung
T4c	Tumor mehr als 4 cm in größter Ausdehnung

N – Regionäre Lymphknoten

pNX Regionäre Lymphknoten können nicht beurteilt werden
pN0 Keine regionären Lymphknotenmetastasen
pN1 Regionäre Lymphknotenmetastasen

pM – Fernmetastasen

M0 Keine Fernmetastasen
M1 Fernmetastasen

pTNM: Pathologische Klassifikation

Die pT- und pN-Kategorien entsprechen den T- und N-Kategorien. Für pM siehe Seite 12.

Stadien

Stadien werden derzeit nicht empfohlen.

Hodgkin-Lymphom

Einführende Bemerkungen

Die derzeit verwendete Stadieneinteilung der Hodgkin-Lymphome ist eine modifizierte Fassung der Ann-Arbor-Klassifikation aus dem Jahre 1971.
In den letzten 45 Jahren hat sich die Anwendungspraxis der Stadieneinteilung geändert, dahingehend, dass Staging-Laparotomien und die daraus resultierenden histologischpathologischen Untersuchungsergebnisse der Staging-Verfahren obsolet geworden sind.
Eine kürzlich erfolgte Konsensuskonferenz, die 2012 in Lugano stattfand, schlug ein noch einfacheres Stagingsystem vor, in dem das Stadium I und Stadium II als „Limited Stage" (begrenztes Stadium) und das Stadium III und IV als „advanced stage" (fortgeschrittenes Stadium) zusammengefasst werden sollen.
Die Lugano-Klassifikation, eine Modifikation der Ann-Arbor-Klassifikation, wurde von der UICC übernommen [1].

Klinische Stadien (cS)

Für die klinischen Stadien sind bestimmend: Anamnese, klinische Untersuchung, bildgebende Verfahren, Blutuntersuchung sowie das Ergebnis der Erstbiopsie. Die Knochenmarkpunktion muss in einem klinisch oder radiologisch nicht befallenen Knochenbereich durchgeführt werden.

Leberbefall

Klinischer Anhalt für einen Leberbefall ist gegeben, wenn entweder eine Vergrößerung der Leber, wenigstens ein pathologischer Wert der alkali-

TNM – Klassifikation maligner Tumoren, 8. Auflage. Herausgegeben von Ch. Wittekind.
© 2020 WILEY-VCH Verlag GmbH & Co. KGaA. Published 2020 by WILEY-VCH Verlag GmbH & Co. KGaA.

schen Phosphatase im Blutserum und 2 verschiedene pathologische Leberfunktionstests oder ein pathologischer Leberbefund in einem bildgebenden Verfahren und ein pathologischer Leberfunktionstest vorliegen.

Milzbefall

Ein klinischer Anhalt für einen Milzbefall ist bei einer tastbaren Milzvergrößerung gegeben, die durch bildgebende Verfahren bestätigt wird.

Lymphatische und extralymphatische Erkrankung

Lymphatische Gewebe sind:

- Lymphknoten
- Waldeyer-Rachenring
- Milz
- Appendix
- Thymus
- Peyer-Plaques

Die Lymphknoten sind in Regionen zusammengefasst; es können eine oder mehrere Regionen befallen sein. Die Milz wird mit S, extralymphatische Organe oder Bezirke werden mit E gekennzeichnet.

Lungenbeteiligung beschränkt auf einen Lungenlappen oder perihiläre Ausdehnung mit homolateraler Lymphadenopathie oder einseitiger Pleuraerguss mit oder ohne Lungenbeteiligung, jedoch mit hilärer Lymphadenopathie, wird als **lokalisierte extralymphatische** Erkrankung angesehen.

Leberbeteiligung gilt stets als **diffuse extralymphatische** Erkrankung.

Klinische Stadien (cS)

Begrenztes Stadium

Stadium I
Befall einer einzelnen Lymphknotenregion (I) oder lokalisierter Befall eines einzelnen extralymphatischen Organs oder Bezirks (IE).

Stadium II
Befall von 2 oder mehr Lymphknotenregionen auf der gleichen Zwerchfellseite (II) oder lokalisierter Befall eines einzelnen extralymphatischen Organs oder Bezirks und seines (seiner) regionären Lymphknoten mit oder ohne Befall anderer Lymphknotenregionen auf der gleichen Zwerchfellseite (IIE).

Bulky Stadium II
Tumorerkrankung im Stadium II mit Lymphknotenvergrößerungen von mehr als 10 cm in größter Ausdehnung oder mehr als ein Drittel des Thoraxdurchmesser (Bestimmung durch CT).

Fortgeschrittenes Stadium („Avanced stage")

Stadium III
Befall von Lymphknotenregionen auf beiden Seiten des Zwerchfells (III), ggf. zusätzlich gleichzeitiger Befall der Milz (IIIS).

Stadium IV
Disseminierter (multifokaler) Befall eines oder mehrerer extralymphatischer Organe mit oder ohne gleichzeitigen Lymphknotenbefall; *oder* isolierter Befall eines extralymphatischen Organs mit Befall von Lymphknotenregionen auf einer oder beider Seiten des Zwerchfells.

A- und B-Kategorien der Allgemeinsymptome

Jedes Stadium soll entsprechend dem Fehlen oder Vorhandensein definierter Allgemeinsymptome in A oder B unterteilt werden. Als Allgemeinsymptome gelten:

1. Unerklärbarer Gewichtsverlust von mehr als 10 % des üblichen Körpergewichts in den vorangegangenen 6 Monaten
2. Ungeklärtes Fieber über 38 °C
3. Nachtschweiß

Anmerkung

Pruritus allein qualifiziert nicht für die B-Klassifikation, ebenso nicht kurze, durch bekannte Infektionen erklärbare fieberhafte Erkrankungen.

Literatur

1 Cheson BD, Fisher RI, Barrington SF *et al.* Recommendations for initial evaluation, staging and response assessment of Hodgkin- and Non-Hodgkin-Lymphoma: The Lugano Classification. J Clin Oncol 2014; 32: 3059–3068

Non-Hodgkin-Lymphome

Die Lugano-Klassifikation (eine Modifikation der Ann-Arbor-Klassifikation) wird auch für Non-Hodgkin-Lymphome empfohlen. Die sogenannte A- und B-Klassifikation (nach Symptomen) soll nicht angewandt werden.

Im Stadium II wird die „Bulky disease" bereits diagnostiziert, wenn ein Lymphknoten „paket" bei follikulären Lymphomen größer als 6 cm und bei diffusen großzelligen Lymphomen größer als 10 cm ist.

Essentielles TNM (siehe S. 19)

Wenn die T-, N- und M-Kategorien in der klinischen Dokumentation nicht festgehalten worden sind oder wenn Daten für die Festlegung der klinischen Kategorien nicht verfügbar sind, dann können Tumordokumentare die Ausbreitung einer Tumorerkrankung nach dem Schema des „essentiellen TNM" vornehmen. Bei Verwendung der Schemen für Tumoren der Brust, des Kolons und Rektums, der Prostata oder der Zervix uteri (Abb. 2–5) kann die Erkrankung als Stadium I, II, II oder IV dokumentiert werden oder – wenn die Daten unzureichend sind – als fernmetastasiert, regionär (mit Lymphknotenmetastasen) oder lokalisiert.

Regeln zur Klassifikation

Das essentielle TNM ist aus drei Schlüsselelementen zusammengesetzt, die zusammen die Ausbreitung einer Krebserkrankung im Patienten anzeigen.

- M   Vorhandensein oder Fehlen von Fernmetastasen
- N   Vorhandensein oder Fehlen von regionären Lymphknotenmetastasen
- T   Ausmaß der Infiltration und/oder Größe des Tumors

Kodierung der Elemente des essentiellen TNM

Fernmetastasen (M)

- M+   Fernmetastasen eingeschlossen nichtregionäre Lymphknotenmetastasen
- M-   Keine Fernmetastasen, klinisch oder pathologisch

TNM – Klassifikation maligner Tumoren, 8. Auflage. Herausgegeben von Ch. Wittekind.
© 2020 WILEY-VCH Verlag GmbH & Co. KGaA. Published 2020 by WILEY-VCH Verlag GmbH & Co. KGaA.

Regionäre Lymphknotenmetastasen (N)

N+ Regionäre Lymphknotenmetastasen
N- Keine regionären Lymphknotenmetastasen, klinisch oder pathologisch

Ausmaß der Infiltration und/oder Größe des Tumors (T)

A Ausmaß der Infiltration und/oder Tumorgröße ist fortgeschritten (advanced = A)
    A2 Ausmaß der Infiltration und/oder Größe des Tumors ist sehr fortgeschritten
    A1 Ausmaß der Infiltration und/oder Größe des Tumors ist fortgeschritten
L Ausmaß der Infiltration und/oder Tumorgröße ist begrenzt (limited = L)
    L2 Ausmaß der Infiltration und/oder Größe des Tumors ist begrenzt
    L1 Ausmaß der Infiltration und/oder Größe des Tumors ist sehr begrenzt
X Ausmaß der Infiltration und/oder Tumorgröße kann nicht bestimmt werden

Essentielles TNM | **301**

Abbildung 2. Essentielles TNM für Tumoren des Kolon und Rektum

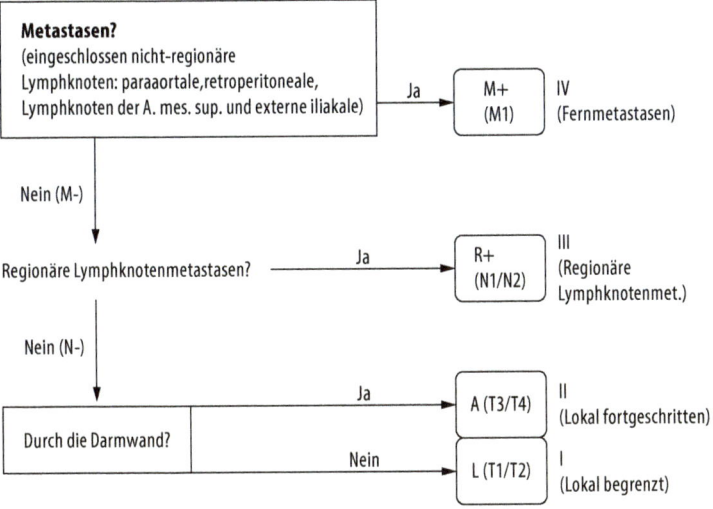

Abbildung 3. Essentielles TNM für Mammatumoren

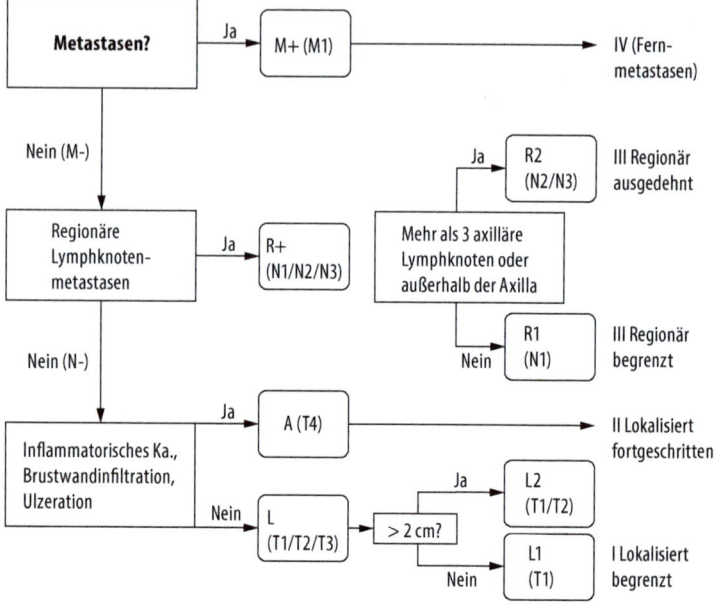

Abbildung 4. Essentielles TNM für Tumoren der Cervix uteri

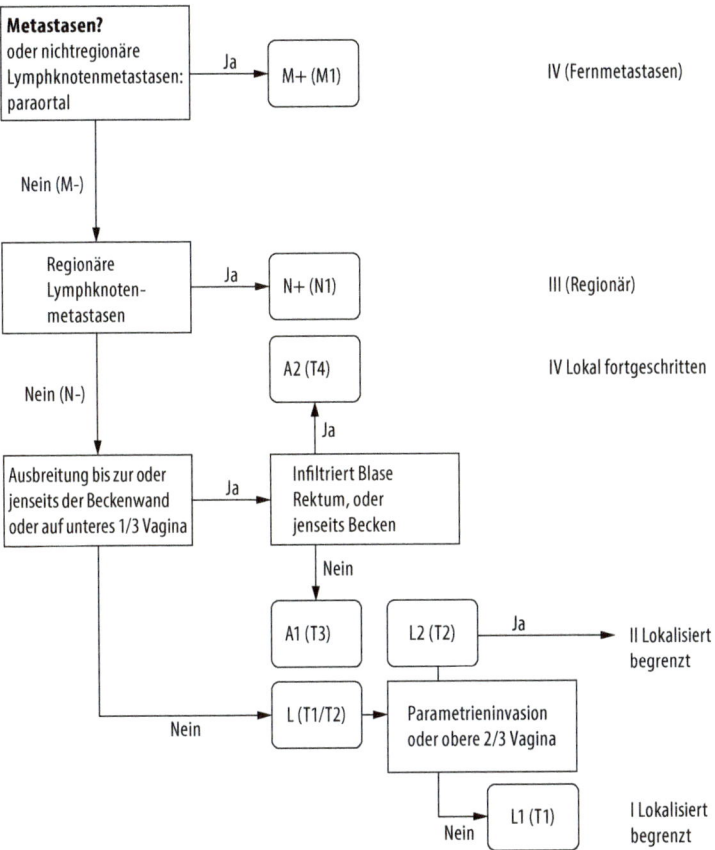

Abbildung 5. Essentielles TNM für Tumoren der Prostata

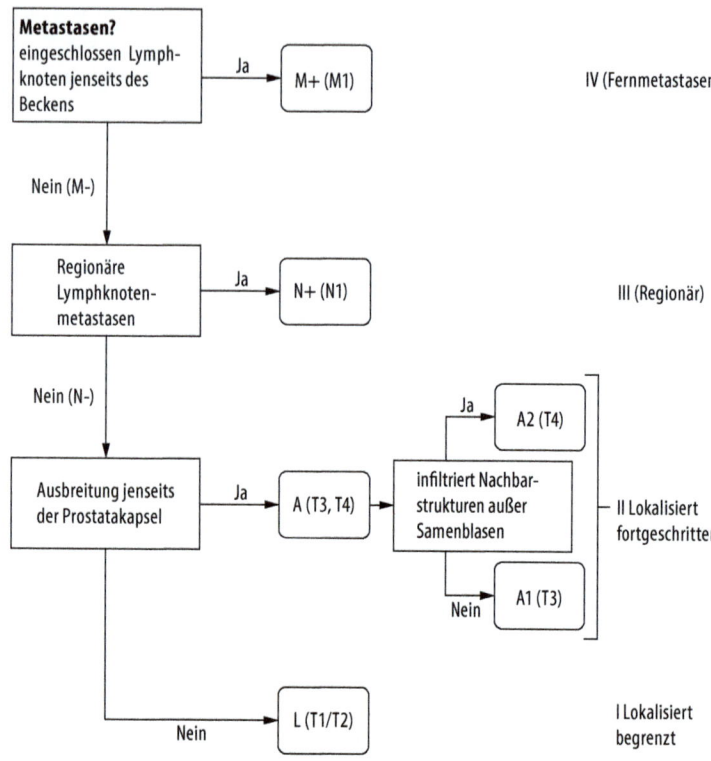

Kindertumoren

Einführende Bemerkungen (siehe Seite 20)

Diese Klassifikationen sollen nicht die von den Klinikern für die Behandlung eines individuellen Patienten verwendeten, ersetzen, sondern die Sammlung von Staging-Daten erleichtern, die im Rahmen der Populations-basierten Register erhoben werden. Das Konsensustreffen von 2014 empfahl ein zweiarmiges mit detaillierteren Systemen für gut ausgestattete Krebsregister und weniger detaillierteren Systemen für Krebsregister mit begrenzten Ressourcen und Zugangsmöglichkeiten [1]. Das essentielle TNM-System mit weniger Armen basiert auf der Reduzierung von mehrarmigen Systemen. Ein System mit drei Armen wird detaillierter sein als eine Unterteilung in zwei Arme ähnlich den Systemen, die von Klinikern in gut ausgestatteten Regionen verwendet werden. Diese werden nicht eingeschlossen aber zitiert wo es angebracht erscheint. Detaillierte Klassifikationsregeln werden derzeit entwickelt und können von der UICC-website abgerufen werden, sofern verfügbar [2].

Regeln zur Klassifikation

Die Klassifikationen gelten für maligne Kindertumoren.

Tumoren des Verdauungstraktes

Hepatoblastom

Arm 1 und 2
Metastatisch Fernmetastasen nachweisbar
Lokalisiert   Tumor auf die Leber beschränkt eingeschlossen regionäre Lymphknotenmetastasen

---

TNM – Klassifikation maligner Tumoren, 8. Auflage. Herausgegeben von Ch. Wittekind.
© 2020 WILEY-VCH Verlag GmbH & Co. KGaA. Published 2020 by WILEY-VCH Verlag GmbH & Co. KGaA.

Gut ausgestattete Krebsregister können zusätzlich die sogenannte PRE-TEXT-Klassifikation verwenden [3].

Knochen- und Weichteiltumoren

Osteosarkom

Arm 1 und 2

Metastatisch	Fernmetastasen nachweisbar
Lokalisiert	Tumor auf die Ursprungsregion beschränkt, eingeschlossen regionäre Lymphknotenmetastasen

Ewing-Sarkom

Arm 1 und 2

Metastatisch	Fernmetastasen nachweisbar
Lokalisiert	Tumor auf die Ursprungsregion beschränkt eingeschlossen regionäre Lymphknotenmetastasen

Rhabdomyosarkom

Arm 1

Metastatisch	Fernmetastasen nachweisbar
Lokalisiert	Tumor auf die Ursprungsregion beschränkt eingeschlossen regionäre Lymphknotenmetastasen

Arm 2

Eine modifizierte klinische TNM-Klassifikation mit zusätzlichen günstigen und ungünstigen Prognosefaktoren

T – Primärtumor*

TX	Primärtumor kann nicht beurteilt werden
T0	Kein Anhalt für Primärtumor

T1 Tumor beschränkt auf einen anatomischen Bezirk
    T1a Tumor 5 cm oder weniger in größter Ausdehnung
    T1b Tumor mehr als 5 cm in größter Ausdehnung
T2 Tumorausdehnung jenseits des anatomischen Bezirks
    T2a Tumor 5 cm oder weniger in größter Ausdehnung
    T2b Tumor mehr als 5 cm in größter Ausdehnung

N – Regionäre Lymphknoten
NX Regionäre Lymphknoten können nicht beurteilt werden
N0 Keine regionären Lymphknotenmetastasen
N1 Regionäre Lymphknotenmetastasen

M – Fernmetastasen
M0 Keine Fernmetastasen
M1 Fernmetastasen

Anmerkung
In der 8. Auflage wurde diese für Erwachsene modifiziert, siehe Seite 163.

Prognostische Gruppeneinteilung
Die prognostische Gruppeeinteilung für Rhabdomyosarkome schließt günstige anatomische Lokalisationen und ungünstige anatomische Lokalisationen ein.
Günstige anatomische Lokalisationen sind:
Orbita, Kopf- und Hals-Bereich (ausgeschlossen paramenigeale Tumoren) und urogenitale Tumoren (ausgeschlossen Blasentumoren und Prostatatumoren).
Ungünstige anatomische Lokalisationen sind:
Blase, Prostata, Extremitäten, Schädel, parameningealer Bereich, Rumpf, Retroperitoneum und alle anderen Lokalisationen, die nicht unter den günstigen anatomischen Lokalisationen aufgelistet sind.

Stadium IV	Jedes T	Jedes N	M1	Jede Lokalisation
Stadium III	T1a, T2a	N1	M0	Ungünstige Lokal.
	T1b, T2b	Jedes N	M0	Ungünstige Lokal.
Stadium II	T1a, T2a	N0	M0	Ungünstige Lokal.
Stadium I	Jedes T	Jedes N	M0	Günstige Lokal.

Weichteilsarkome (außer Rhabdomyosarkome)

Arm 1

Metastatisch Fernmetastasen nachweisbar
Lokalisiert   Tumor auf die Ursprungsregion beschränkt eingeschlossen regionäre Lymphknotenmetastasen

Arm 2
Diese TNM-Klassifikation wird empfohlen:
Die TNM-Klassifikation für Weichteilsarkome des Rumpfes und der Extremitäten, siehe Seite 163.

Gynäkologische Tumoren

Ovar*

Arm 1

Metastatisch Fernmetastasen nachweisbar, ausgeschlossen Peritonealmetastasen
Regionär   Tumorausbreitung auf das Becken, das Peritoneum außerhalb des Beckens und/oder retroperitoneale Lymphknoten
Lokalisiert   Tumor auf ein oder beide Ovarien beschränkt

Arm 2

Stadium IV Fernmetastasen nachweisbar, ausgeschlossen Peritonealmetastasen

Stadium III   Tumorausbreitung auf das Peritoneum außerhalb des Beckens und/oder retroperitoneale Lymphknoten
Stadium II   Tumorausbreitung auf das Becken aber nicht auf Peritoneum jenseits des Beckens und nicht auf retroperitoneale Lymphknoten
Stadium I   Tumour auf ein oder beide Ovarien beschränkt

Anmerkung
*Die Stadien der UICC entsprechen den FIGO-Stadien.

Urologische Tumoren

Hoden

Arm 1

Metastatisch   Fernmetastasen nachweisbar, ausgeschlossen Peritonealmetastasen
Regionär   Tumorausbreitung auf regionäre Lymphknoten
Lokalisiert   Tumour auf Hoden beschränkt

Arm 2*

Siehe TNM-Klassifikation der Hodentumoren betreffend die Definitionen der T- und N-Kategorien (siehe Seite 249).

Stadium III	Jedes T	Jedes N	M1
Stadium II	Jedes T	N1, N2, N3	M0
Stadium I	Jedes T	N0	M0

Anmerkung
*Für den Arm 2 werden bei den Stadien keine Serumtumormarker berücksichtigt.
Gut ausgestattete Krebsregister werden die Klassifikation für Tumoren der Erwachsene verwenden wollen (siehe Seite 249), die Serumtumormarker berücksichtigt.

Nephroblastom (Wilms Tumour)

Arm 1

Metastatisch   Fernmetastasen nachweisbar
Lokalisiert   Tumor auf die Ursprungsregion beschränkt

Arm 2

Es gibt zwei wesentliche Staging-Systeme für Nephroblastome (Wilmstumoren). Die Klassifikation der Kinder-Onkologie-Gruppe/National Wilms Tumour Study Group (NWTSG) wird nach chirurgischer Resektion aber vor einer Chemotherapie angewendet.
Falls präoperativ eine Chemotherapie gegeben wurde, dann wird die Klassifikation der internationalen Gesellschaft für pädiatrische Onkologie (SIOP) als präoperativ bezeichnet [4].

Augentumoren

Retinoblastom

Arm 1

Metastatisch   Fernmetastasen nachweisbar
Regionär   Ausdehnung in Orbita oder regionäre Lymphknoten

Arm 2

Diese Klassifikation wird nach einer Enukleation bestimmt und entspricht deswegen einer pathologischen Klassifikation.

Prognostische Gruppeneinteilung

cStadium IV   Fernmetastasen nachweisbar
pStadium III   Ausdehnung in Orbita und/oder Metastasen in regionären Lymphknoten
pStadium II   Enukleation mit mikroskopischem Residualtumor (R1)

pStadium I   Enukleation mit negativen Resektionsrändern (R0)
Stadium 0   Der Tumor ist auf den Augapfel beschränkt, keine Enukleation

Anmerkung

Gut ausgestattete Krebsregister werden die ausführliche Klassifikation verwenden wollen (siehe Seite 285).

Maligne Lymphome

Hodgkin-Lymphom

Siehe Klassifikation Seite 293.

Non-Hodgkin-Lymphome

Arm 1
Fortgeschritten   Beteiligung von Knochenmark und/oder ZNS
Begrenzt   Keine Beteiligung von Knochenmark und/oder ZNS

Arm 2
Das St. Jude/Murph-System wird zur Anwendung empfohlen [5].

Stadium IV   Beteiligung des Knochenmarks und/oder des ZNS
Stadium III Tumorkonglomerate und/oder regionäre Lymphknoten auf beiden Seiten des Zwerchfells *oder* primärer intrathorakaler Tumor (mediastinal, pleural oder im Thymus) *oder* ausgedehnte primäre intraabdominale Lymphomerkrankung *oder* paraspinaler Tumor *oder* epiduraler Tumor
Stadium II   Lokalisierte einzelne Tumormasse mit regionären Lymphknoten *oder* zwei oder mehr Tumoren und/oder Lymphknotenregionen auf der derselben Seite des Zwerchfells oder ein vollständig resezierter Primärtumor mit/ohne regionäre Lymphknotenbeteiligung
Stadium I   Beteiligung einer Lymphknotenregion oder ein Tumorkonglomerat, ausgeschlossen Mediastinum und Abdomen

Peripheres Nervensystem

Neuroblastom

Arm 1

MS	Fernmetastasen beschränkt auf Haut, Leber und/oder Knochenmark bei Patienten, die weniger als 18 Monate alt sind
Metastatisch außer Stadium MS	Fernmetastasen
Lokoregionäre Metastatische Erkrankung	Ausgedehnte Erkrankung ohne Fernmetastasen
Lokalisiert	Lokalisierte Erkrankung ohne Ausdehnung auf vitale Strukturen beschränkt auf einen Körperbereich

Arm 2

Es wird die Anwendung des Staging der International Neuroblastoma Risk Group Staging System (INRGSS) empfohlen [6].

Zentralnervensystem

Medulloblastom und Ependymom

Arm 1

Metastatisch	Ausdehnung der Erkrankung jenseits einer umgrenzten Lokalisation (z. B. andre Läsionen im Gehirn oder im Rückenmark, Tumorzellen im Liquor oder Fernmetastasen)
Lokalisiert	Lokalisierte Erkrankung

Arm 2

Die Klassifikation basiert auf dem Ausmaß der Metastasen [7].

Literatur

1. Gupta S, Aitken J, Bartels U, et al. Paediatric cancer stage in population-based cancer registries: the Toronto consensus principles and guidelines. *Lancet Oncology* 2016; 17: 163–172.
2. Aitken JF, Youlden DR, Ward LJ, Thursfield VJ, Baade PD, Hallahan AR, Green AC, Valery PC, Gupta S, Frazier AL, 2016. *Rules for derivation of paediatric cancer stage in population-based cancer registries, according to the Toronto consensus principles and guidelines.* Viertel Cancer Research Centre, Cancer Council Queensland: Brisbane, Australia. To be published.
3. Roebuck DJ, Aronson D, Clapuyt P, et al. 2005 PRETEXT: a revised staging system for primary malignant liver tumours of childhood developed by the SIOPEL group. *Pediatric Radiology* 2007; 37: 123–32.
4. Metzger ML, Dome JS. Current therapy for Wilms' tumor. *Oncologist* 2005; 10: 815–826.
5. Murphy SB. Classification, staging and end results of treatment of childhood non-Hodgkin's lymphomas: dissimilarities from lymphomas in adults. *Semin Oncol* 1980; 7: 332–39.
6. Monclair T, Brodeur GM, Ambros PF, et al., and the INRG Task Force. The International Neuroblastoma Risk Group (INRG) staging system: an INRG Task Force report. J Clin Oncol 2009; 27: 298–303.
7. Harisiadis L, Chang CH. Medulloblastoma in children: a correlation between staging and results of treatment. *Int J Radiat Oncol Biol Phys* 1977; 2: 833–841.

www.ingramcontent.com/pod-product-compliance
Ingram Content Group UK Ltd.
Pitfield, Milton Keynes, MK11 3LW, UK
UKHW021253180426
11947UKWH00010B/749

9 783527 347728